QUE SAIS-JE ?

La psychiatrie gériatrique

JACQUES RICHARD
Professeur à l'Université de Genève

PHILIPPE BOVIER
Privat-Docent à l'Université de Genève

A René Tissot

ISBN 2 13 048366 6

Dépôt légal — 1re édition : 1997, octobre

INTRODUCTION

L'intérêt du psychiatre pour les affections mentales de l'âgé n'est pas nouveau. Il a suscité de nombreux travaux scientifiques, en particulier au XIXe siècle. Par contre, l'essor d'une discipline et d'une pratique spécifique, telle que celle de la **psychiatrie gériatrique** ne date guère que d'une trentaine d'années. L'accroissement du nombre des âgés a, en effet, considérablement augmenté la fréquence des problèmes psychiatriques dans cette population et imposé la mise en œuvre de mesures adaptées pour y répondre.

La psychiatrie gériatrique a pu, en participant à l'effort médical commun entrepris pour les personnes âgées, affirmer sa spécificité dans le champ de la psychiatrie et offrir une connaissance issue d'une méthodologie et d'une théorisation originales.

Il faut dire qu'à l'instar de ce qui s'est produit pour la psychiatrie infantile (ou pédopsychiatrie, Colin, 1912) dans la deuxième décennie de ce siècle, la psychiatrie gériatrique a d'abord dû faire reconnaître ses particularités dans le domaine même de la psychiatrie, auquel elle appartient. Cette évolution s'est effectuée avec moins de difficultés qu'on aurait pu le penser au vu des situations créées antérieurement dans d'autres disciplines médicales par l'émergence de savoirs et de pratiques médicales progressivement plus spécifiques.

Le problème vint surtout des rapports toujours délicats entre la psychiatrie et la médecine dite somatique. La psychiatrie infantile en avait eu quelque expérience avec la pédiatrie. La psychiatrie gériatrique eut la sienne, en particulier en Europe, avec une gériatrie, qui cherchait ses marques avec la médecine interne, la médecine générale et la médecine physique et de rééducation fonctionnelle (ou physiatrie). Il est vrai qu'une philosophie holistique mal argumentée tentait d'envahir le champ de cette médecine de l'âge et qu'existaient des spécialités médicales, qui, chacune, avaient déjà investi l'âge avancé.

La psychiatrie gériatrique s'est ainsi trouvée passagèrement contrainte de fixer et de défendre la place qui devait lui revenir plus par rapport à d'autres disciplines parallèles que pour elle-même. Ses bases conceptuelles ayant fait l'objet d'une élaboration minutieuse, cette étape lui fut relativement plus facile à dépasser que ce ne fut le cas pour la psychiatrie infantile.

Il est maintenant admis que la **médecine de la personne âgée** est du ressort de toutes les spécialités médicales, qui œuvrent pour l'âge, y compris de la médecine générale. La gériatrie occupe là une place, certes privilégiée, mais fixée par le caractère spécial attribué à des interventions, qui doivent respecter celles des autres disciplines médicales déjà constituées, auxquelles elle ne peut envisager, dans l'intérêt bien compris des patients, de se substituer en espérant trouver dans l'application du tout plus que l'addition de leurs parties.

Le savoir spécifique et très opérationnel, dont s'est peu à peu doté la psychiatrie gériatrique, exige désormais, si l'on veut traiter correctement les affections mentales de l'âge, une formation très précisément définie, qui ne s'improvise pas par la seule transposition auprès de l'âgé des données de la psychiatrie générale traditionnelle.

La transition, qui s'amorce maintenant en psychiatrie gériatrique et que nous voudrions présenter ici, repose sur une modification importante de certaines orientations de la démarche médicale, sur une révision de la charge sémantique de quelques-uns des concepts, qui la soutenaient et sur la mise en place de concepts neufs. C'est ainsi que se sont dégagés des principes d'action mieux adaptés aux problèmes à résoudre pour et avec l'âgé.

Il en résulte ainsi une autre définition des critères médicaux d'intervention et d'action du psychiatre de l'âgé. Ce dernier s'appuie désormais sur des catégorisations, qui lui sont singulières et qui se heurtent constamment à la rigidité des classifications psychiatriques en vigueur. Ces catégorisations annoncent une nosographie propre à la psychiatrie gériatrique. Elles sont de plus aujourd'hui distinctes de celles que tentent de mettre en place depuis quelques années les professions dites de santé. La psychiatrie gériatrique doit cependant tenir encore compte d'acquis psychiatriques, certes discutables, mais toujours provisoirement exploitables.

L'organisation des soins a dû être revue et la maîtrise de la conduite de soins assurée. La place respective de la pluri-, de l'inter-, de l'intra-, de la trans- et de la supradisciplinarité, dont elles dépendaient et qui sera décrite, a été précisée.

La psychiatrie gériatrique doit certes rester sociale. Elle ne peut plus néanmoins être l'alibi de ce qui n'est pas réalisé dans ce domaine. Elle essaie donc de contribuer à favoriser la mise en place de ce relais, qui conditionne la fiabilité de sa pratique.

Ainsi s'explique notre choix de privilégier ici l'approche clinique et thérapeutique des affections mentales de la personne âgée. Nous ne nous attarderons donc pas sur d'autres données, en particulier les données épidémiologiques. Celles-ci sont moins bien établies que dans les autres domaines de la psychiatrie. Elles devraient cependant progressivement émerger dans le respect des critères proposés par B. Mac Mahon (1960), qui visent à établir la distribution des affections en cause, à formuler des hypothèses explicatives, à en poursuivre l'analyse par l'observation et enfin à les soumettre à l'épreuve de l'expérience.

Chapitre I

OBJET ET LIMITES DE LA PSYCHIATRIE GÉRIATRIQUE

I. — La psychiatrie gériatrique (ou gérontopsychiatrie ou géropsychiatrie)

La psychiatrie gériatrique est la discipline, qui vise à élaborer et à utiliser dans un but thérapeutique un corps de connaissance, celui de la pathologie mentale de l'âgé, s'appliquant aux affections psychiques, qui apparaissent, se prolongent ou réapparaissent dans la vieillesse. Elle s'appuie essentiellement sur le concept de maladie mentale. Elle s'inclut dans une démarche scientifique, dans la mesure où elle répond aux critères de vérification, de reproduction et de transmission, qui sont ceux de toute science. Elle aborde rationnellement dans le champ des conduites, même ce qui apparaît encore comme irrationnel.

Dans ce contexte, quelques précisions s'imposent d'emblée sur la signification de plusieurs termes, dont ceux d'affection, de maladie, de mental, de vieillesse, de vieillissement, de sénescence, de sénilité, de soin, de traitement et de santé.

L'***affection (ou mal)*** est le processus morbide, qui, altérant l'intégrité de l'organisme humain, est à l'origine d'une souffrance. C'est ce qui fait souffrir et ce dont on souffre. Elle a une réalité.

La ***maladie*** est le fruit d'un jugement de valeur, que, dans la mise en œuvre de sa technique propre, le médecin utilise pour opérationnaliser une procédure, qui le conduit à proposer une solution thérapeutique adéquate. C'est le profil, que le médecin accorde à la situation, qu'il doit tenter de résoudre et qu'il construit, pour rendre possible le recours à la spécificité de son raisonnement. La maladie n'a, de ce fait, aucune réalité. Elle est une catégorisation opérationnelle.

Le qualificatif de ***mental (ou psychique)*** suppose que le médecin a effectué, *a priori* et à titre d'hypothèse de travail, une distinction chez l'homme entre ce qui a trait à son corps en tant que matière vivante (soma) et ce qui est essence et expression de son être comme réalité pensante (psyché) guidant ses comportements.

La ***vieillesse*** est un âge de la vie défini, dans notre culture, avec le même arbitraire que celui de l'enfance, de l'adolescence et de la maturescence. C'est aussi celui dit de la sénescence. Il est généralement fixé, par convention, au début de la sixième décennie. Dans certains pays, il est parfois aligné sur l'âge auquel l'individu commence à percevoir ses prestations de retraite. Il ne doit pas être confondu avec le ***vieillissement***, processus qui commence à la naissance, se poursuit tout au long d'une vie et marque les changements de l'individu avec le temps. La ***sénescence*** a cette particularité d'être liée à la vieillesse et au vieillissement, puisqu'elle représente, en dehors de toute atteinte pathologique connue, un état, celui de la période de la vieillesse et un processus, celui du vieillissement, qui s'y produit. La ***sénilité*** signe la pathologie de l'âgé.

Que l'on soit un professionnel ou non, le ***soin*** consiste à assurer avec attention, vigilance, persévération, ménagement, prévenance et sollicitude tous les actes qui peuvent concourir à maîtriser ou soulager une souffrance, créer du confort, établir et maintenir une adaptation supportable de l'individu à son environnement. Le soin consiste encore à écouter, conseiller, soutenir, voire guider ceux qui sont au contact du malade, tandis que s'élabore, en fonction des moments déterminants de l'évolution d'une affection, le choix des attitudes personnelles ou communes les plus adéquates à tenir vis-à-vis du patient.

Quant au ***traitement***, il est l'action menée avec une technique particulière pour apaiser, compenser, corriger ou faire disparaître une affection, ainsi que ses conséquences pour l'entourage et la communauté de vie de celui qui en est victime. Il recourt à des moyens, qui identifient les différentes catégories de professions soignantes entre elles. Parmi celles-ci, la profession médicale et les professions dites de santé. La première se réfère au concept de maladie et la seconde à celui de ***santé***, qui n'est ni celui du sens commun, ni celui du corps médical, puisqu'il est, selon la définition proposée de l'Organisation mondiale de la santé, un « état de bien-être physique, psychique et social, qui n'exclut pas la présence de la maladie », entendue comme mal.

II. — Psychogériatrie, psychogérontologie et psychiatrie gérontologique

Trois disciplines se sont développées parallèlement à la psychiatrie gériatrique ou à sa suite. Elles permettent de mieux situer sa place et son champ d'action propre. Ce sont la psychogériatrie, la psychogérontologie et la toute nouvelle psychiatrie gérontologique.

La ***psychogériatrie*** est la discipline qui s'intéresse essentiellement, du point de vue du patient, de son entourage et de ceux qui, d'une façon ou d'une autre, participent à ses soins, à la psychologie de la pratique soignante de l'âge avancé. Elle est un chapitre particulier de la ***psychologie médicale*** d'une part et de la ***psychogérontologie*** d'autre part. Elle concerne toutes les spécialités médicales sans exception, au moment où elles interviennent en faveur de la personne âgée. Elle concerne également la pratique de chaque profession de santé identifiée. Elle conditionne une approche et ne se pratique pas pour elle-même.

La ***psychogérontologie*** est la science qui cherche à décrire, à expliquer, à comprendre et à modifier les attitudes du sujet qui vieillit. Elle concerne tous les âges. Elle constitue, dans la vieillesse, une ***psychologie de l'âge avancé.***

La ***psychiatrie gérontologique*** est la discipline qui consiste, quel que soit l'âge du sujet concerné, à lire cliniquement un problème comportemental et à formuler un projet thérapeutique par l'intermédiaire d'une conceptualisation du changement, qui se réfère exclusivement à la notion de vieillissement et non plus à celle de développement. Elle considère l'avance en âge sous la forme du bien vieillir ou du vieillissement réussi.

III. — Psychiatrie gériatrique, gérontologie et gériatrie

La ***gérontologie*** (ou ***gérontie***) est le terme habituellement utilisé pour désigner toutes les disciplines qui, de près ou de loin, se rapportent au vieillissement, à la vieillesse et au vieux. Elle implique donc celles qui relèvent de la médecine, dont la psychiatrie gériatrique.

Comme toutes les spécialités médicales, qui focalisent leur intérêt sur l'âge avancé et auxquelles peut être attribué le qualitatif de ***gériatrique,*** la psychiatrie gériatrique est un des aspects de la ***médecine de la personne âgée.***

Dans ce champ, la ***gériatrie*** *(ou **gérontologie clinique**)* cherche sa voie. Elle semble devoir la trouver autour des critères suivants. Elle est une médecine somatique. Elle ne s'adresse qu'à des patients âgés. Elle a la particularité d'être très attentive aux problèmes relationnels spécifiques liés à l'âge. Elle s'exerce dans un milieu thérapeutique ambulatoire ou hospitalier organisé. Elle pointe un moment déterminé d'une adaptation singulière de la personne âgée à son milieu, dans lequel doivent être plus socialement expérimentés dans leur simultanéité et/ou leur succession les gains d'autres actions médicales différenciées. Elle ne peut toutefois être le cumul sous une même responsabilité de tous les aspects des spécialités médicales qui s'adressent à l'âgé.

Pour certains, elle est de la ***médecine interne.*** Pour d'autres, elle n'est qu'un des aspects spécialisés d'une ***médecine d'éducation ou de rééducation fonctionnelle (ou physiatrie).*** Pour d'autres encore, elle n'est qu'une ***médecine générale*** de l'âgé, bien que la médecine générale ait, en tant que spécialité, acquis un statut situant son identité dans une approche contextuelle des individus de tout âge, dont celui dans lequel opère la gériatrie.

Chapitre II

DE LA MÉTHODOLOGIE EN PSYCHIATRIE GÉRIATRIQUE

I. — Généralités

La *méthode* est une conception intellectuelle qui coordonne un ensemble choisi d'opérations jugées nécessaires pour atteindre un but défini. C'est aussi le corps des principes, qui fondent une pratique ou une recherche organisée. Elle constitue un plan de travail en fonction d'un but. Elle répond à la question du « comment », alors que la *théorie*, qui vise le « quoi », implique les problèmes liés au contenu spécifique qu'elle ordonne et possède un caractère substantif (M. Grawitz, 1981).

Les *techniques* sont les étapes d'opérations pratiques limitées. Elles ne sont que des outils organisés par une méthode. L'*approche* est une démarche moins systématisée liée à une manière d'être et d'observer ou à un état d'esprit.

II. — Idées fausses en gérontologie et en psychiatrie gériatrique

La gérontologie a éminemment souffert, dans son essor, d'un manque de doctrine cohérente. Elle s'est certes focalisée sur les moyens à mettre en œuvre pour améliorer la qualité de vie de l'âgé. Elle a aussi pointé de multiples aspects (démographiques, économiques, juridiques, psychologiques, sociaux, etc.) du vieillissement. Elle vise bien les transformations de conditions, de statuts et d'attitudes, qui interviennent avec l'âge. Mais, dans cette trajectoire, elle continue effectivement à véhiculer une série d'idées erronées, qui ne sont pas sans conséquences graves pour la pratique de la psychiatrie gériatrique.

De ces idées, nous retiendrons celles qui ont contraint très rapidement la psychiatrie gériatrique à revoir certains de ses objectifs thérapeutiques initiaux et les principes mêmes de son action.

Ces idées erronées sont :

a / **L'assimilation de la vieillesse et du vieillissement à l'affection et à la maladie ;**
b / La **confusion du physiologique et du normal ;**
c / La **similitude de l'anormal et du pathologique ;**
d / Le **passage progressif d'un état dit normal ou de sénescence à un état pathologique dit de sénilité ;**
e / La **notion d'un déclin avec l'âge ;**
f / L'**affirmation qu'on ne change plus après un certain âge et que la personne âgée vit accrochée à son environnement du moment ;**
g / La **réduction de la gérontologie à la constatation et à l'explication des phases et des facteurs qui interviennent dans les transformations de l'organisme avec le temps.**

Voyons les problèmes qu'elles recouvrent :

a / **L'assimilation de la vieillesse et du vieillissement à l'affection et à la maladie.** Cette assimilation est telle qu'il est encore nécessaire de rappeler que le vieillissement et la vieillesse n'ont aucun des caractères d'une affection ou d'une maladie, qui ont été définies dans le chapitre I. Certes, plus le sujet vieillit, plus il est soumis à l'apparition d'affections, dont l'évolution est seule responsable de l'issue fatale. La longévité reste toujours une victoire sur la mort.

b/ La **confusion du physiologique et du normal.** La physiologie rend compte d'un fonctionnement de l'organisme humain ou d'une de ses parties (organe, tissu, cellule). Le fait pour la physiologie de recourir à la mesure et à la recherche de lois de fonctionnement a conduit à la connoter abusivement, en langue française, avec ce qui est dit normal. Or, l'étude de la façon de fonctionner peut n'impliquer aucune intention de mesure ou d'estimation. Ce détournement de sens a malheureusement été renforcé par l'effet d'une autre opposition tout aussi inacceptable, celle du physiologique et du normal au pathologique.

c / **La similitude de l'anormal et du pathologique.** Il est une manière de considérer les rapports du normal et du pathologique, qui les réduit à être des antonymes qu'ils ne sont pas. Or, si le contraire de normal est anormal, celui de pathologique est, faute de qualificatif existant, le non pathologique et rien d'autre. Il s'est donc produit là par une sorte de raisonnement analogique un télescopage de sens inadmissible. Qui plus est, le problème du normal et du pathologique tel qu'il a été classiquement présenté en psychiatrie est, pour le clinicien, un faux problème qui ne mérite nullement les développements qu'il a fait naître.

d / Le **passage progressif d'un état dit normal ou de sénescence à un état pathologique dit de sénilité.** Cette progression ne peut être admise dans la mesure où le normal et le pathologique ne sont pas et ne peuvent pas être de même essence. Dans le domaine du psychisme, elle reviendrait à « médicaliser » le vieillissement cognitif et à « normaliser » l'état démentiel. Dans le même ordre d'idées, il n'y a pas de vieillissement pathologique, mais un vieillissement « du » pathologique.

e / La **notion d'un déclin avec l'âge.** La notion de déclin n'est qu'un postulat, soutenu par celle d'une involution, qui serait biologiquement déterminée, et une conséquence de l'application irréfléchie des méthodes de la psychologie différentielle en psychiatrie. Dans certaines cultures, telle la culture japonaise (E. Palmore,

1975), la courbe, qui indiquerait ce déclin, est non plus concave vers le bas, mais vers le haut.

L'amélioration des capacités de l'individu pourrait tout aussi bien servir de postulat. Il est donc utile de choisir avec une très grande prudence les critères de comparaison d'individus d'âges différents, pour valider ce qui en est dit.

f / L'**affirmation qu'on ne change plus après un certain âge et que la personne âgée vit accrochée à son environnement du moment.** Cette affirmation s'appuie sur la position historique de S. Freud, qu'il est facile de contre-argumenter dans la pratique quotidienne. Car, l'âgé est tout à fait capable de s'adapter à un changement d'environnement, pourvu que l'on prenne la précaution de l'y préparer et de préparer son entourage proche.

g / La **réduction de la gérontologie à la constatation et à l'explication des phases et des facteurs qui interviennent dans les transformations de l'organisme avec le temps.** M. Philibert (1981) a justement insisté sur le fait que le vieillissement humain était aussi une expérience subie, déchiffrée, conduite et aménagée par l'homme lui-même. L'homme sait qu'il vieillit. Il a donc là l'occasion de régler constamment le sens et les modalités de sa vie en vue d'un mieux-être pour soi et les autres. Il a encore la possibilité d'apprendre à mieux maîtriser les circonstances qui conduisent à sa finitude.

III. — **Principes d'action en psychiatrie gériatrique**

La grande chance de la psychiatrie gériatrique est, depuis une trentaine d'années, d'avoir dû et su, chaque jour, renoncer au confort de théories désuètes pour s'engager dans la pratique, découvrir et comprendre, avec la personne âgée elle-même et son entourage, la nature et l'ampleur des besoins des uns et des autres et réviser les priorités de son action et la qualité de ses connaissances.

C'est ainsi que la psychiatrie gériatrique a été amenée à ***viser le malade plus que la maladie*** et à s'intéresser autant au ***mal,*** à la ***guérison*** et à l'***assistance*** qu'au ***soin,*** à l'***adaptation,*** à l'***autonomie de gestion et des actes de la vie quotidienne,*** à la ***pourvoyance*** et à la ***participation.***

Elle fait depuis lors appel aux principes d'action suivants.

a) La médecine est un art autant qu'une science. Sa finalité est dans le soin et non dans la guérison. Plus qu'à d'autres âges, la guérison apparaît effectivement chez la personne âgée comme une notion ambiguë. Nous ne retiendrons pas les propos qui insistent sur le fait que le vieillard n'a pas besoin de guérir, puisqu'il finit son existence, et qu'il ne peut guérir, puisqu'il est condamné à mourir. Ces propos portent, en effet, une partie des idées fausses, que nous avons soulignées et qui ne tendent qu'à affermir et à encourager une abstention thérapeutique. C'est aussi oublier qu'il y a de nombreuses interventions possibles pour améliorer la qualité de vie du vieillard, témoin de cette mort qui approche.

Il est vrai que la notion de guérison tend à changer. Elle ne peut certes plus être une restitution *ad integrum* d'un état antérieur. Le processus pathologique, qui se situe dans un temps passé, s'accompagne toujours de l'expérience nouvelle d'affections subies par l'organisme. Ainsi, après avoir été considérée comme la « disparition des signes cliniques d'une maladie » (A. Manuila, 1971), la guérison a semblé, d'une part, pouvoir qualifier l'évolution asymptomatique d'un processus pathologique, qui n'a pas forcément disparu. Elle a, d'autre part, semblé même pouvoir coïncider avec la persistance d'affections ou d'infirmités. La stabilisation d'un état, qui, sans effacer complètement l'affection, permet un aménagement acceptable à la vie communautaire, est souvent le meilleur objectif possible pour le patient. La pratique du soin permet d'y parvenir.

b) Le soignant doit d'abord s'intéresser à l'individu malade, qui vit l'affection dans un environnement donné, dont font partie la famille et l'entourage, donc lui-même et les autres soignants. Le soin ne doit pas faire naître la dépendance mutuelle du soignant et du soigné. Il doit respecter la capacité de chaque patient à s'assumer lui-même. Il modifie les rapports de réciprocité qu'il établit avec lui. Le patient doit toujours être mis dans la condition de gérer lui-même sa vie et de participer à ce que l'on suggère d'entreprendre pour lui.

Dans cette optique, le soin doit permettre la mise en valeur et l'emploi par le patient âgé de ses capacités restantes. Il doit lui apprendre à économiser l'usage de ces capacités, avant même de tenter de l'aider à retrouver celles qu'il pourrait avoir perdues.

c) Préoccupé de la qualité de la vie, le soignant n'est pas là pour repousser l'échéance de la mort. Le soignant doit s'être interrogé sur la liberté, la souffrance, l'acharnement thérapeutique, l'euthanasie et la mort. Il doit s'être fixé une certaine philosophie de l'existence et de son existence.

d) Le droit au diagnostic, dont on verra plus loin les limites, doit toujours s'accompagner d'une obligation de soins. Établir un diagnostic, c'est établir une relation thérapeutique, qui impose une attitude de soins, quel qu'en soit le résultat. Si ce n'est pas le cas, cette étape de la démarche médicale peut avoir des conséquences psychologiques graves et provoquer une médicalisation psychiatrique inutile et abusive.

e) Alors que le patient doit avoir la possibilité de se prononcer sur le choix du soignant, ce dernier n'a aucun droit à trier les malades. Il doit les accepter tels qu'ils sont avec leurs maux et leurs souffrances.

f) Il est indispensable de trouver un aménagement entre les points de vue d'une médecine symptomatique, étiologique ou physiopathologique et celle d'une médecine adaptative, consécutive ou conséquentielle. Cette dernière justifie ces qualificatifs, parce qu'elle opère sur les effets ou les séquelles d'une affection établie en visant l'obtention avec eux du meilleur aménagement possible de l'individu au milieu, sans être à tout prix préoccupé de les faire disparaître absolument et complètement.

g) Il y a une exigence du soin, qui marque la nécessité non pas d'aider le patient âgé, mais de l'aider à s'aider. L'assistance ne doit pas concourir à faire naître la dépendance. Elle ne doit pas répondre à la totalité des besoins du sujet âgé. Elle doit céder la place à la ***pourvoyance***, qui laisse toujours à celui qui, dans des circonstances pénibles, est momentanément contraint de recevoir beaucoup, la possibilité d'offrir à celui qui donne, sans que cela ait le sens d'une simple reconnaissance de dettes.

h) Le soignant doit toujours, comme étape préalable et complémentaire à tout mode de traitement, assurer la mise en fonction physique et psychique de ce qui, chez le sujet âgé, peut et doit fonctionner. La mise en fonction physique et psychique de ce qui, chez l'âgé, peut et doit fonctionner est le préalable à toute action thérapeutique. Les aléas de l'existence (éloignement des enfants, isolement, perte d'intérêts, manque de ressources économiques, etc.) peuvent conduire la personne âgée à se laisser aller dans tous les actes de la vie quotidienne ou à s'abandonner aux soutiens sociaux les plus divers, alors qu'elle a encore des possibilités d'agir par elle-même. Il faut donc l'amener à utiliser ces capacités et les entretenir. Cette mobilisation permanente, tant motrice qu'intellectuelle, est ce qui permet le mieux à l'âgé de rester en bonne santé, de conserver ses facultés d'adaptation à l'environnement et de surmonter plus facilement les affections, qu'il pourrait contracter.

Les objectifs d'action commandent donc non pas, chez le patient âgé, une prise en charge, mais une ***prise en décharge de soins.*** A la notion de prise en charge, qui consiste à assumer tous les problèmes du patient âgé à sa place, s'est d'abord substituée celle déjà plus adéquate de prise en soin, telle que nous l'avons définie plus haut. Ceci a conduit à une autre attitude beaucoup plus utile, qui est celle de la prise en décharge de soins. Cette dernière consiste à remettre continuellement au patient le résultat momentané des acquis obtenus avec lui dans le traitement et à faire en sorte qu'il les soumette en dehors de tout soutien à sa propre expérience. Elle recherche une autonomie, qui inclut la gestion de soi-même avec ses capacités du moment.

Il n'est alors pas inutile de rappeler que ces objectifs ont valeur ***d'engagement du soignant et non de dégagement des soignés*** dans des structures de relégation, que sont parfois certains milieux de vie communautaire.

IV. — La procédure proprement dite du psychiatre de l'âge

1. **La lecture des comportements de l'âgé.** — Quelle que soit la procédure utilisée, la lecture des comportements de l'âgé a plusieurs particularités, qu'il est important de mentionner.

a) La lecture comportementale implique l'observateur, car elle n'est pas indépendante de la conduite d'observation. Elle est, en effet, la résultante de l'interaction de l'observé et de l'observant à propos d'une rencontre, d'un échange ou d'une situation d'évaluation.

b) Elle est autant nomothétique qu'idiographique, c'est-à-dire qu'elle cherche la loi de certains comportements autant que leur appréhension individuelle.

c) Elle est synchronique et diachronique. Elle rend compte de comportements observés à un moment donné et lors de leur évolution dans le temps. Elle repère les périodes où ces comportements sont les plus évidents ou les moins apparents, voire disparaissent entièrement.

d) Elle est qualitative avant d'être quantitative.

e) Elle est *a posteriori* plus qu'*a priori*. Elle résulte, en effet, plus d'une analyse et d'une synthèse finales constamment renouvelées des données de l'observation, que d'une observation établie sur une grille d'examen, qui en contrôle au préalable l'analyse.

f) Elle relève du fait clinique vu et non de celui qui est appréhendé à travers un vocabulaire considéré comme achevé.

g) Elle n'amalgame pas inconsidérément la performance et la compétence. La performance signale le résultat d'un moment à une épreuve ou une série d'épreuves présentées dans des conditions habituellement contrôlées. Ce qui est ou n'est pas réussi est soumis à l'influence de nombreuses variables, telles que des préoccupations personnelles d'un autre ordre que la situation d'examen proprement dite, voire même d'un état dépressif. L'altération de la performance n'a pas de liens obligés avec une atteinte des capacités du sujet, donc de sa compétence. La difficulté est de démontrer scientifiquement ce qu'il est possible de dire de la compétence à partir de la performance.

h) Elle ne mélange pas les conduites retenues pour le diagnostic médical ou de profession de santé et celles qui fondent un projet thérapeutique. Le traitement ne consiste pas seulement à corriger les aspects comportementaux retenus pour fonder le diagnostic. Il peut avoir ses objectifs propres.

i) Elle favorise les approches différenciées, qu'elles soient idéologiques ou corporatives, en évitant les confusions de champs et en privilégiant l'identification et la spécificité de chaque catégorie soignante.

2. **Les modalités de procédure médicale.** — Nous évoquerons essentiellement deux types de procédure médicale. La première va de la connaissance à l'action. La seconde fonde la connaissance sur l'action, qu'elle contrôle rétroactivement

a) C'est dans la procédure, qui va *de la connaissance à l'action,* que sont valorisées les notions de diagnostic, de pronostic et de guérison, notion sur laquelle on vient d'émettre plus haut quelques réserves.

Traditionnellement, le diagnostic est l'acte qui conduit à reconnaître la maladie d'après ses symptômes et ses signes. Le traitement découle du diagnostic. La démarche médicale accorde là une importance majeure au repérage séméiologique, celui des symptômes et des signes de la maladie. Ces derniers appartiennent à un modèle médical où l'on peut isoler un moment d'examen clinique, dans lequel sont d'abord recueillies les manifestations de l'affection. Qu'elles soient perçues par le patient lui-même ou son entourage, qu'elles fassent ou non l'objet d'une plainte, qu'elles ne soient mises en évidence que par le médecin, c'est, de toute façon, ce dernier qui choisit les manifestations, sur lesquelles il va baser son raisonnement thérapeutique. Dès lors, ces manifestations prennent valeur de symptômes. Le symptôme devient signe à partir de l'instant où le médecin lui attribue une valeur spécifique. L'occurrence de certains signes crée le syndrome. Ce dernier devient maladie, quand on lui suppose une étiologie possible.

Ainsi s'établissent des catégories diagnostiques, qui font l'objet de classifications. Les plus utilisées, qui constituent la nosologie ou la nosographie, sont l'ICD 10 (International Classification of Diseases-10) et le DSM IV (Diagnostic and Statistical Manual of Mental Disorders-IV). Elles ont momentanément la valeur de repères et d'orientation de la démarche du psychiatre. Elles ne sont jamais finies.

Aucune de ces classification néanmoins n'est totalement satisfaisante pour la psychiatrie gériatrique soumise là encore à un adultomorphisme, qui ne saurait perdurer. En effet, elles ne permettent pas de rendre compte avec la précision voulue et maintenant exigée de la pratique de la psychiatrie gériatrique de ce qui est observé et de ce qui est fait ou peut être fait pour l'âgé atteint d'affection mentale.

Dans cette procédure, le système de causalité le plus simple est dit de *causalité linéaire*. Le médecin cherche à agir sur la cause ou le mécanisme, qui est responsable d'un trouble. Il peut aussi agir sur l'effet. Le signe peut ainsi entrer dans une opération qui conduit le clinicien à placer les particularités relevées chez son patient dans le cadre de connaissances acquises de la pathologie et soulignées par la classification utilisée.

Il se trouve que le psychiatre de l'âgé, quant à lui, ne sait pas s'il peut utiliser un tel système de réduction, ni même si cela est souhaitable pour son action thérapeutique. Sa tâche s'en trouve facilitée lorsqu'il peut se soumettre à ce système de réduction. C'est d'ailleurs dans ce cas qu'il est le mieux compris du somaticien. Mais, il ne sait pas toujours d'avance ce qui a ou n'a pas d'importance pour son intervention thérapeutique. Pour lui, de multiples traits de comportements, pris pour eux-mêmes, ne peuvent être significatifs que par leur groupement. Mais ce groupement demande, à chaque fois, à être organisé, même s'il n'a pas de références clairement définies. Il doit alors être orienté sur une partie d'un savoir à élaborer. Il est aussi des cas où certains signes ou groupements de signes peuvent ne pas être apparents.

Quoi qu'il en soit, dans les circonstances, qui amènent le patient âgé à consulter, il existe toujours une demande. La formulation et le sens de celle-ci dépendent beaucoup de la culture qui marque l'intervention du médecin et crée le statut de malade. Le sujet de la demande peut ne pas être le patient lui-même. L'objet et les exigences de la demande peuvent aller au-delà de la reconnaissance de l'affection et ne pas concerner directement le patient.

Comprendre le patient et son affection peut donc être aussi important que de recourir à un modèle explicatif, même si ce dernier tient d'un autre type de causalité que la causalité linéaire, la *causalité à répercussivité circulaire*, dans laquelle une cause produit un effet, qui est lui-même la cause d'un autre effet et dans laquelle le dernier effet de l'enchaînement ainsi réalisé est la cause première.

Le psychiatre de l'âgé peut encore déterminer les causes sans repérer tous les effets. Par ailleurs, un patient peut vivre avec certains effets de causes connues. Quand, de plus, l'action médicale s'oriente vers l'adaptation de celui qui est ou a été malade, la capacité d'adaptation devient un élément capital de l'évaluation clinique, qui est aussi fonction de la tolérance de l'entourage et du milieu.

b) Le psychiatre de l'âgé peut certes agir sur les causes ou leurs effets pour en limiter la portée. Mais il peut aussi agir sans connaître les causes ou avant de les connaître. Il lui est encore possible d'agir sur ce qu'il ne connaît pas ou qu'il connaît mal ou que l'on connaît mal en psychiatrie gériatrique. Cette action peut même être à l'origine d'une connaissance espérée pour modifier certains phénomènes ou maîtriser des conduites jugées inadéquates. L'explication de la nature des faits observés n'est souvent là que pour soutenir la scientification du savoir et rassurer sur sa valeur. Elle n'est pas toujours utile au patient. Dans ce cas, c'est *l'action qui précède et crée la connaissance*. Ce peut être alors le mode même du traitement qui peut déterminer l'approche diagnostique et permettre secondairement au savoir ainsi acquis de modifier la conduite thérapeutique elle-même.

c) L'acte thérapeutique n'est pas, en effet, déterminé par la seule connaissance de la maladie, qu'il n'est déjà pas facile de définir, surtout lorsqu'elle est mentale. Le fait de catégoriser un tableau clinique et de le reconnaître, qui évoque une étiologie, ne fournit pas nécessairement, en psychiatrie gériatrique, les cadres d'un programme de soins ou de traitement. Car, comme cela vient d'être précisé, celui-ci s'appuie souvent sur d'autres critères.

d) Le psychiatre de l'âgé fait appel à une discipline, qui recense l'acquis, mais aussi qui se fait et se cherche.

Dans cette perspective, la connaissance pour agir retient la manière dont le malade vit et réagit à l'affection et s'intéresse spécialement au nouveau réseau relationnel qui s'organise à ce propos avec l'entourage. Il en résulte que la *stratégie du psychiatre de l'âgé n'est plus l'élément unificateur de la conduite de soins*. Elle s'inscrit, en effet, en parallèle de celles qui sont propres à toutes les professions de santé, qui ne sont plus dites paramédicales, comme cela le fut longtemps, et dont elle est complémentaire. Elle est maintenant soumise aux règles qui régissent l'usage conjoint de plusieurs disciplines. Elle doit aussi prendre en compte certaines exigences de la famille et de la communauté de vie du patient ou même l'existence de structures informelles de soins.

Chapitre III

LES TROUBLES THYMIQUES DE L'AGÉ

I. — Remarques préliminaires

A) D'une manière générale, les troubles thymiques concernent les différentes modalités de l'humeur, qu'elles aillent dans le sens de l'indifférence, de la dépression ou de l'excitation psychomotrice ou *manie.* Ils dépendent du degré d'organisation mentale et du niveau d'opérativité du sujet, qui en est atteint.

B) Il faut alors remarquer que la terminologie utilisée pour parler de l'humeur ou thymie crée fréquemment une double confusion.

Cette confusion porte d'abord sur l'écart, qui n'est pas toujours bien perçu, entre l'usage du terme dans le vocabulaire vernaculaire accroché au sens commun ou au bon sens et celui du langage des professions soignantes, qui couvre une sémantique tout à fait différente.

Elle porte encore sur la spécificité du langage à l'intérieur des professions soignantes elles-mêmes. C'est le cas de la psychiatrie dans le cadre de la profession médicale. C'est aussi celui de l'infirmier (ère), de l'ergothérapeuthe, du (de la) physiothérapeute, sociothérapeute, travailleur(euse) social(e), thérapeute en psychomotricité, psychologue, logopédiste, etc., en ce qui concerne les professions nouvellement dites de santé. Pour ces dernières, recourir au langage médical et à sa spécificité selon ses diverses spécialités, c'est se plier à une méthodologie qui n'est pas la leur et qui ne répond ni à leurs objectifs, ni à leurs théories soignantes, ni à la méthodologie qu'elles inspirent.

C) Comme cette constatation est particulièrement nette pour la dépression, nous nous y arrêterons un instant pour montrer comment se différencie là le mode de pensée du psychiatre de l'âge par rapport à celui du sens commun et à celui des professions de santé.

a) Pour le psychiatre de l'âge, la ***dépression de l'âge avancé,*** est l'état de souffrance, qui, freinant le plaisir d'exister, modifie les conduites personnelles les plus habituelles de la personne âgée, en conduisant parfois au suicide. Mais c'est aussi l'apparence de cette situation, telle qu'elle est perçue et supportée par l'entourage.

b) Le sens commun tend généralement à minimiser la gravité de la dépression, voire à la justifier. Il l'explique ordinairement de façon univoque par des facteurs de milieu, qui impliquent sa réversibilité quasi constante par l'accompagnement et la rationalisation événementielle et sa résolution pratiquement spontanée.

Il dénomme aussi dépression d'autres situations cliniques plus graves. Il les rend alors plus socialement acceptables pour le patient et pour les autres, mais pas pour autant traitables par les moyens médicaux habituels utilisés dans les états dépressifs.

Il importe donc au psychiatre de reconnaître la réelle dépression de l'âgé, qui n'est pas naturellement déprimé du seul fait de son vieillissement ou des changements et incidents qui émaillent le cours de sa vie. Il doit pouvoir en parler avec le patient et lui proposer la solution thérapeutique, dont il peut tirer un bénéfice connu.

c) Si l'on fait appel à une profession de santé, par exemple celle du psychologue, le sens que, parfois la psychologie ou plus sûrement le psychologue, donne à l'état dépressif, pourrait être considéré comme assez voisin de celui du sens commun. Cela pourrait tenir à ce que ne s'est pas opérée la distinction nécessaire entre le fonctionnement psychique, qui fonde la psychologie et l'intervention du psychologue, et ce qui pourrait ressortir de la soi-disant normalité. Cela arrive aussi lorsque le fait d'avoir, hors de toute formation, de la psychologie est assimilé à celui d'être psychologue. En effet, être psychologue requiert, outre l'acquisition des bases d'une discipline scientifique, une formation soignante dans le même domaine, qui demande un long apprentissage.

Ce sont ses objectifs et sa méthode qui déterminent le mode d'abord singulier employé par le psychologue. C'est par là qu'il éclaire à sa manière l'allure du fait dépressif, qu'il met en évidence les mécanismes susceptibles de l'expliquer et qu'il instaure une prise en soins relevant strictement de ses moyens propres, qui, par essence, sont psychothérapeutiques.

Cette variation de sens a, de ce fait, été introduite ces dernières années dans chaque profession de santé, lorsqu'elles ont voulu ou dû faire reconnaître leurs particularités.

D) Du point de vue du psychiatre de l'âgé, c'est la recherche d'un traitement scientifiquement établi et le plus rapidement efficace qui est l'objectif essentiel. C'est elle qui rend compte de la stratégie de l'action engagée.

Mais la compréhension de cette dernière, qui ne peut s'improviser, nécessite également formation et expérience clinique. Elle s'accorde, en effet, avec plusieurs logiques, qui font, par exemple, que l'explication et le mécanisme d'une conduite ne semblent plus pouvoir relever du même registre causal, tout en restant complémentaires sur le plan thérapeutique.

Il ne suffit donc pas, pour dénigrer l'action engagée par le psychiatre, pour la banaliser ou la combattre, de la déclarer arbitrairement contraire à un certain humanisme, à la morale ou à l'éthique. Car c'est nier la valeur d'un outil conceptuel qui continue à se perfectionner et qui s'astreint continuellement à vérifier scientifiquement sur le terrain la fiabilité des connaissances qu'il contribue à développer.

II. — Les principales formes cliniques

C'est à partir d'une première description clinique aussi peu interprétative que possible que pourra se faire dans un second temps une approche séméiologique orientée sur un modèle de lecture symptomatique particulier, tel que le modèle cognitiviste, systémique, psychanalytique, socioculturel ou psychopharmacologique.

Nous limiterons notre description première aux formes cliniques suivantes :

1 / La mélancolie d'involution ;
2 / La mélancolie tardive ;
3 / La dépression psychogène ;
4 / La dépression mixte endo-exogène ;
5 / Les formes récursives ;
6 / La dépression symptomatique ;
7 / La dépression iatrogène ou induite par les médicaments ;
8 / La dépression dite masquée ou larvée ;
9 / La manie tardive ;
10 / L'état mixte dépressivo-maniaque ;
11 / La psychose maniaco-dépressive.

1. **La mélancolie d'involution.** — Elle a un intérêt historique. Décrite par Krakauer (1884), son autonomie a toujours été discutée (E. Kraepelin, Thalbitzer, Gaussens, Halberstadt et, plus récemment, Henderson (1956), Ogrizek (1962), M. Krassoievitch (1973), P. Pichot (1979)). De nombreux travaux ont tenté de déterminer ses rapports avec les phénomènes d'involution somatique, en particulier avec la ménopause, et avec la psychose maniaco-dépressive.

Elle est caractérisée par l'apparition, dans la présénilité, sans antécédents dépressifs, d'un syndrome d'allure mélancolique.

On a insisté sur :

— la prédominance de cette forme de dépression chez la femme ;
— sa survenue chez une personnalité particulière (adhérence rigide à un code éthique élevé, sens de la réserve, maîtrise de soi, champ d'intérêt limité, introversion, difficultés d'adaptation à des situations nouvelles, capacités réduites d'établir des liens sociaux ou affectifs, profonde obstination, scrupulosité et méticulosité exagérées, résignation, méfiance) ;
— la constance d'une phase prodromique, d'une durée parfois assez longue ;
— l'importance des facteurs déclenchants (retraite, difficultés financières, éloignement des enfants, abandon, deuil, affection somatique) ;
— le fait que l'état dépressif est plus marqué le matin et s'atténue vers la fin de la journée ;
— la prise de conscience d'une diminution de ses facultés et le regret d'espérances déçues ;
— l'absence d'inhibition ;
— l'existence d'une agitation anxieuse ;
— la fréquence des plaintes hypocondriaques (algies, paresthésies, tachycardie, troubles digestifs, etc.) ;
— la présence d'idées délirantes isolées ou systématisées (Syndrome de Cotard avec négation d'organes) et d'hallucinations ;
— des comportements d'allure hystérique ;
— une évolution, qui, conduisant généralement à la guérison, peut, malgré le traitement, être traînante ou récidivante sur quelques mois ou années ou se faire vers un délire chronique non mélancolique ou la démence.

Certains ont même décrit d'autres aspects cliniques de la mélancolie d'involution, parmi lesquels il faut citer la *forme maligne*, la *forme figée* avec aspect stéréotypé de la séméiologie et la *forme essentiellement délirante*.

Sur le plan thérapeutique, la mélancolie dite d'involution demande, en fait, le même mode d'abord thérapeutique que la mélancolie tardive.

2. **La mélancolie tardive.** — Cette forme, qui, selon les conceptions, inclut les aspects cliniques décrits dans la mélancolie d'involution, n'est souvent distinguée de la forme clinique typique de mélancolie de l'adulte jeune que par sa survenue, avec ou sans antécédents dépressifs, personnels ou familiaux, à un âge relativement avancé.

Certains tiennent son appartenance à la dépression endogène périodique monopolaire pour vraisemblable et la distinguent de la psychose maniaco-dépressive. Elle serait l'objet d'une prédisposition génétique, qui serait la caractéristique des formes monopolaires et bipolaires.

Schulte (1971) a tenté de la caractériser en insistant sur :

— l'importance de facteurs déclenchants, en particulier somatiques (accident, interventions chirurgicales diverses, affections cardio-respiratoires, etc.) ;
— la nature fréquemment réactionnelle du début des troubles, qui semble dépendre surtout du fonds de résignation et de déchéance propre à cette période critique de la vie, de la crainte d'être abandonné par l'entourage et du sentiment de déracinement lié au vide laissé par l'interruption d'occupations jusque-là valorisantes ;
— le poids croissant du rôle du milieu avec l'élévation de l'âge de début des troubles ;
— la tendance qu'a le patient à devenir au cours de l'affection de plus en plus dépendant de son environnement et sensible à des situations dans lesquelles il pense devoir le moins souffrir de ses régressions, erreurs et attentes, dans lesquelles il

renonce à toute considération de prestige, de compétence et de prééminence et dans lesquelles il se voit privé de la possibilité de prendre des décisions ou d'atteindre des objectifs, dont il est convaincu qu'ils sont hors de sa portée ;
— l'existence d'un état de léthargie et de torpeur vécu, dans lequel à une inhibition psychomotrice correspond une agitation interne teintée d'angoisse, ressentie par tous les patients (les pensées assaillent le patient, tournent en rond, font de son existence une torture ; les thèmes hypochondriaques, de culpabilité ou de pauvreté sont prévalents ; le patient considère sa situation comme sans espoir et préfère disparaître à jamais).

Nous noterons, d'une part, la coexistence dans la mélancolie tardive, non seulement d'idées délirantes de la série dépressive, telles que les auto-accusations, les reproches, les idées de culpabilité, de ruine, de négation, d'inexistence, voire d'immortalité, mais aussi d'idées délirantes non mélancoliques, telles qu'on les rencontre dans les délires chroniques.

Il faut, d'autre part, y relever la fréquence d'un « balancement » séméiologique entre l'état mélancolique et le délire sans mélancolie, le virage de l'un à l'autre étant parfois favorisé dans un sens par certains thymoleptiques, tels que la clomipramine, et dans l'autre par certains neuroleptiques courants.

La périodicité quotidienne de la mélancolie tardive, comme celle de la mélancolie d'involution, est extrêmement typique. Elle se traduit généralement par une accentuation de la symptomatologie dépressive au début de la journée et par une amélioration relative dans l'après-midi ou vers le soir.

La mélancolie tardive peut ne rester qu'un épisode isolé ou continuer à réapparaître de façon périodique. Il est plus rare qu'elle participe au cycle d'une psychose maniaco-dépressive à début sénile.

3. **La dépression psychogène.**

a) Elle est la conséquence de problèmes et de conflits propres à l'âge avancé (limitation de la vie active, dissolution des liens familiaux antérieurs, diminution des moyens de lutte contre l'isolement social, manque de goût à combattre et entreprendre, absence de tentative d'ajustement avec ses capacités actuelles, difficultés socio-économiques, etc.).

b) C'est à l'occasion d'unc prisc dc conscience du vieillissement et des changements que cela implique sur le plan des relations sociales, ainsi que d'un bilan de la vie qui s'impose progressivement, que peut surgir un véritable problème existentiel. Il s'accompagne d'une perception d'échecs subis, de regrets et d'incapacité pour un avenir, qui semble sans issue. La conscience de ce qui est perdu à jamais, de ce qui ne pourra plus se vivre ou se revivre comme il l'aurait fallu, le sentiment de l'irrémédiable, l'incertitude de l'avenir, l'interrogation sur la relativité des valeurs morales, la crainte d'une affection morbide et de la mort constituent, en effet, quelques-unes des préoccupations les plus constantes des personnes âgées.

Cet inconfort existentiel, qui peut prendre l'allure d'une véritable *crise existentielle*, conduit régulièrement à la dépression, lorsque le sujet juge atteintes ses possibilités d'action, d'indépendance et d'adaptation et que son appréciation lui confirme la réalité entrevue de ne pouvoir les maîtriser complètement, car l'efficacité de ses mécanismes compensateurs antérieurs s'est affaiblie ou a même complètement disparu.

La structuration de ces situations réactionnelles ou situationnelles, qui ont le plus souvent un caractère *névrotique*, contribue parfois à rendre ardue leur distinction d'avec d'autres formes tardives de dépression.

c) L'âgé soumis à des tensions affectives durables et à des traumatismes psychiques répétés peut aussi développer un état dépressif dit d'*épuisement*, qui persiste souvent après la cessation des causes qui l'ont provoqué.

d) Alors que notre culture et notre organisation sociale tendent à favoriser la dépendance de la personne âgée, on observe encore, dans l'âge avancé, des *conduites régressives*, qui sont le fait de la personne âgée elle-même, dans lesquelles transparaissent l'angoisse et l'agressivité. Ces conduites, qui se produisent à la suite d'une situation éprouvante pour l'âgé, se traduisent par l'installation d'un état de prostration et d'adynamie avec refus de contacts et de soins. Le sujet reste alité et replié sur lui-même. Il parle peu ou refuse de parler. Cet état est souvent lié à la peur de l'âgé d'être abandonné ou à un sentiment tenace et mal contrôlé d'insécurité. Les manifestations dépressives sont alors utilisées plus ou moins consciemment pour mobiliser l'entourage immédiat, ce qui peut provoquer chez celui-ci des réactions d'exaspération et de rejet.

Dans les formes les plus typiques de la dépression psychogène, l'humeur de la journée varie en fonction inverse de celle observée dans la mélancolie d'involution et la mélancolie tardive. Elle est relativement bonne le matin et s'aggrave au fur et à mesure du déroulement de la journée.

4. **La forme mixte endo-exogène.** — Il s'agit du cas dans lequel l'intrication de facteurs exogènes et endogènes de dépression est telle et leur enchaînement, ainsi que leur prévalence momentanée, si déconcertants et imprévisibles qu'il devient extrêmement difficile de discerner les mécanismes psychopathologiques les plus probables. Il est néanmoins nécessaire de tenter de les isoler pour mettre en œuvre un programme thérapeutique cohérent, qui ait quelques chances d'efficacité. L'insuccès du traitement, l'amélioration transitoire et la chronicisation sont fréquents.

5. **Les formes récursives.**

a) Un premier problème se pose à propos de l'évolution de l'état dépressif apparu chez l'enfant, l'adolescent ou l'adulte jeune, lorsqu'il continue à évoluer de manière processuelle dans le troisième âge. Il s'agit de *dépressions vieillies*.

Bien que, dans la présénilité, les manifestations dépressives deviennent particulièrement riches et intenses et que le risque suicidaire soit élevé, la diversité et la gravité de cet état dépressif, qui vieillit et évolue après 65 ans, vont tendre, selon Ch. Muller (1969) à s'estomper, à se niveler et à s'exprimer à travers des symptômes somatiques.

L'intrication d'affections somatiques véritables rend parfois difficile la détermination du début et de la fin des phases dépressives. C'est ainsi que peuvent s'instaurer, de façon permanente, des états subdépressifs résiduels, chez des patients par ailleurs résignés, aigris, mécontents, irritables ou revendicateurs.

b) Un deuxième problème est celui du pronostic de l'état dépressif, qui débute dans l'âge avancé. Il semble bien, en effet, que même « nivelé », cet état n'en présente pas moins un risque plus grand de chronicisation et de rémissions incomplètes.

Post (1962), dans une catamnèse de 61 patients déprimés revus huit ans après leur hospitalisation, signale 58 % de guérisons complètes, 28 % de rémissions partielles et 18 % d'évolutions très défavorables. L. Ciompi et G. Lai (1969) retrouvent 20 % d'évolutions prolongées chez 127 patients sujets à la dépression. M. Krassoievitch (1973), sur une série de 193 patients, indique que seule la moitié de ceux-ci a eu une durée d'hospitalisation de moins de trois mois. D'autres études, telle celle de Burvill (1991), considèrent qu'après 65 ans, il y a 15 à 25 % de rémissions durables, 35 à 50 % de rechutes suivies de rémissions, 25 % d'une dysphorie résiduelle, qui gêne plus ou moins l'adaptation, et 10 à 15 % de dépressions chroniques. Au total, la dépression se chronicise chez environ un patient âgé sur cinq.

c) Les rapports de la dépression, quel que soit l'âge

de ses premières manifestations, avec un état démentiel, seraient différents selon le degré de la démentification. Au début, les deux affections ne sembleraient pas s'influencer. A un niveau moyen de démentification, les deux affections s'intensifieraient mutuellement. La dépression serait plus marquée. A un stade avancé des lésions cérébrales, la symptomatologie dépressive deviendrait, pour L. Ciompi (1970), fréquemment rudimentaire et isolée, sous la forme d'idées d'appauvrissement ou d'auto-accusations inlassablement répétées, d'un refus tenace de nourriture motivé par des craintes dépressives. Les traits dépressifs se videraient de leur contenu affectif pour devenir stéréotypés.

6. **La dépression symptomatique.**

a) Nous ne nous arrêterons pas sur le fait que la dépression peut être *symptomatique d'une autre affection mentale.*

Nous rappellerons, par contre, que, dans les *tumeurs cérébrales* (frontales et surtout temporale droite), on a signalé l'existence d'un état dépressif traînant avec asthénie et aboulie.

Le *syndrome subjectif des traumatisés crâniens* peut comprendre des éléments dépressifs, sous forme de tristesse, de sentiments d'incapacité et de dévalorisation, d'idées d'incurabilité, un désintérêt global et de l'apragmatisme.

Dans l'*épilepsie*, l'anxiété peut dévier vers des préoccupations hypocondriaques ou des ruminations à thèmes de dévalorisation. Des épisodes dépressifs, en grande partie réactionnels à l'affection, sont assez fréquents. Ils se traduisent par un état de morosité ou par de brusques crises de cafard avec parfois des gestes suicidaires impulsifs (ingestion de médicaments).

b) L'état dépressif se manifeste aussi dans *certaines affections somatiques*, telles que la porphyrie aiguë intermittente (dépression d'allure hypocondriaque ; instabilité émotionnelle et thymique), la maladie de

Parkinson, l'anémie de Biermer, l'avitaminose PP (pellagre), la maladie d'Addison, l'hypo- et l'hyperthyroïdie, l'hyperparathyroïdie, l'hypercorticisme métabolique (mélancolie délirante), certains cancers profonds, tel celui du pancréas, le lupus érythémateux disséminé (épisodes dépressifs habituellement transitoires) et dans les accidents chirurgicaux précoces (dépression anxieuse de la chirurgie cardiaque, qui s'aggrave avec l'âge) ou même tardifs (lors d'interventions mutilantes).

Il y a lieu d'insister sur une forme clinique particulière, décrite par J.-Ph. Bocksberger (1993), sous le nom de *syndrome asthéno-thymique du vieillard.* Ce syndrome se manifeste d'abord par un sentiment de fatigue intense et exprimé souvent de manière dramatique, par une dysphorie spécifique faite d'amertume, de déception, d'aigreur et par une perte de plaisir. Le passé envahit le présent et l'avenir à l'opposé de l'immobilité du temps vécu du déprimé habituel. Le patient est économe de ses mouvements, qui sont comme bâclés. Ils sont ralentis avec une sorte de précipitation vers leur fin. Ils sont fréquemment dissociés, en ce sens qu'ils n'affectent qu'un segment du corps. Le patient tend à rompre tout contact pour, semble-t-il, écourter l'effort de la relation.

Ce syndrome accompagne les maladies somatiques graves de l'âgé, que ce dernier en connaisse ou non le pronostic.

7. **La dépression iatrogène ou induite par les médicaments.** — Quand il s'agit d'un état dépressif lié à l'usage de médicaments, la séméiologie peut aller de la dysphorie anxieuse à la mélancolie, voire au raptus suicidaire.

Ce syndrome peut régresser à l'arrêt du médicament, mais il peut aussi évoluer pour son propre compte. Il nécessite alors le même traitement qu'un accès spontané.

Un même médicament peut être à l'origine de troubles psychiques, qui peuvent varier avec le terrain et la posologie et qui ne se renouvellent pas obligatoirement lors d'une utilisation ultérieure chez le même patient.

Il faut ainsi prêter une attention particulière, chez le patient âgé, à l'usage de médicaments très divers : corticoïdes, antituberculeux, anti-hypertenseurs (réserpine, guanéthidine, clonidine, alpha-methyl-dopa), L-Dopa après plusieurs mois de traitement associée ou non à un inhibiteur de la décarboxylase, antihistaminiques, antimitotiques (vincristine, asparaginase), immuno-dépresseurs, hormones sexuelles, neuroleptiques majeurs et/ou – retard (dans l'évolution d'un délire chronique) et antiépileptiques (tels que l'éthosuccinimide).

8. **La dépression dite masquée ou larvée.** — Il n'y a pas encore d'accord acceptable sur la signification et l'autonomie du concept que la dépression dite masquée est censée recouvrir.

Elle est le plus souvent considérée comme un processus dépressif qui se manifeste en premier lieu par des plaintes somatiques.

L'histoire de la médecine nous apprend que ce n'est pas là une notion nouvelle. Dans une étude transculturelle sur la dépression, Angst (1973) insiste sur le fait que les symptômes somatiques sont le fondement stable de la dépression. Certains, tel Nyssen (1973), n'hésitent pas à affirmer que la dépression dite masquée représente, en fait, la forme primitive de la dépression, les autres formes n'étant que secondaires, car sous la dépendance de la culture et de l'éducation.

Le fait de considérer la dépression masquée comme une forme atypique de dépression, éviterait bien des conflits, puisque, dans ce cas, comme le dit Walcher, l'erreur de diagnostic ne serait liée qu'à une formation psychiatrique insuffisante et qu'en fait, cette forme, autrement nommée, ne s'éloignerait pas beaucoup de ce que l'on connaît déjà depuis longtemps.

Les propos de Held (1963) sur la difficulté de savoir si le déprimé a secondairement « fabriqué » ou aggravé des symptômes physiques par le simple fait qu'il était, au départ, un déprimé ou si, au contraire, il a « névrotisé » dans le sens de la dépression, un mal physique ou son expression fonctionnelle en raison d'un terrain névrotique particulier, pourraient s'appliquer dans ce cas.

Quelle que soit la réalité organique des plaintes, elles méritent d'être lues dans le contexte évolutif de leurs rapports avec le milieu. L'attitude qui consisterait à exclure à tout prix un processus lésionnel sans essayer de comprendre le sens et le rôle de l'affection qui le provoque dans l'organisation existentielle du patient, est à proscrire. Certes, la recherche et l'exploitation de la petite trouvaille somatique, la rationalisation de la symptomatologie, qui conduit à fournir au patient l'explication plausible qu'il réclame, ont parfois, dans une culture donnée, un effet favorable sur le patient. Mais il ne faut pas oublier qu'ils peuvent avoir des conséquences psychologiques graves. Il n'est pas inutile de répéter qu'une affection psychique repose sur des signes positifs et qu'elle n'est pas un diagnostic d'élimination.

Il faut encore préciser que l'affection dite *psychosomatique* exprime, d'une manière particulière et prévalente, les réactions d'un sujet à ses conditions de vie. Elle correspond, à son degré le plus léger, à la manifestation émotionnelle banale. Elle conduit, à un degré plus avancé, à des réponses établies de l'organisme à une situation de refoulement des émotions, qui cherche une traduction somatique. Elle aboutit enfin à d'éventuels syndromes lésionnels (ulcère gastroduodénal, rectocolite hémorragique) par excès ou carences de certaines réponses physiologiques, qui se font toujours dans le même sens et qui constituent la base de l'affection.

Le *syndrome de « glissement »* décrit, chez l'âgé, par J. Carrie (1956) comme une décompensation extrêmement rapide de l'état général, après un intervalle libre de quelques jours, dans le décours d'une atteinte somatique traitée et apparemment bien maîtrisée, mérite une attention particulière. Son issue vers la cachexie est le plus souvent fatale. Il devrait d'abord être considéré comme un équivalent dépressif, car les manifestations psychiques qui l'accompagnent, bien que moins précises, semblent assez proches des conduites régressives précédemment décrites.

9. **La manie tardive.**

a) Dans sa forme typique, elle a été décrite chez l'âgé. Elle peut être immédiatement consécutive à un deuil et est alors assez similaire à ce qui est observé chez l'adulte jeune. Le plus souvent cependant, elle se traduit, sur un fond d'activité incessante, de logorrhée et de fuite des idées, par la présence d'une humeur querelleuse et l'absence totale d'euphorie.

Cette symptomatologie, qui peut disparaître définitivement, marque souvent le début d'une évolution cyclique de type maniaco-dépressif. La fréquence, la durée et l'intensité de l'état maniaque peuvent s'atténuer avec l'avance en âge, alors que s'accentuent, au contraire, les manifestations dépressives. Elle peut persister sous l'aspect d'un état résiduel. Celui-ci, qui se caractérise par une instabilité thymique de type caractériel, gêne l'adaptation sociale.

Certains (W. Zeh, 1956) ont cru bon de distinguer dans la manie tardive soit une symptomatologie moins franche que celle observée avant la vieillesse, soit des contenus délirants plutôt quérulents que de grandeur, soit des attitudes de méfiance avec parfois idées de ruine et de menaces contre sa propre existence, soit un véritable état confusionnel.

b) Il ne faut pas oublier que la manie peut être aussi la manifestation d'une affection somatique (hyperthyroïdie). Elle peut aussi prendre l'allure plus franchement moriatique de l'euphorie niaise dans les tumeurs frontales et la maladie de Pick.

10. **L'état mixte dépressivo-maniaque** a une réalité clinique incontestable. Il réunit tous les tableaux de transition entre la dépression et l'excitation psychomotrice. Il réalise, dans le même moment, une intrication variable des séries mélancoliques et maniaques.

11. **La psychose maniaco-dépressive,** outre le fait qu'antérieurement connue, elle peut se poursuivre dans l'âge avancé, s'y manifeste aussi parfois pour la première fois et y évolue sans caractères propres qui puissent la différencier de la forme de l'adulte jeune.

III. — Le suicide du vieillard

Le taux de suicide augmente progressivement avec l'âge jusqu'à la sixième décennie. Au-delà de 65 ans, il représente encore environ un tiers de l'ensemble de tous les suicides. Sa fréquence est moindre chez la femme âgée que chez l'homme.

Le suicide de l'âgé se caractérise, tout d'abord, par son caractère préparé et réfléchi. Il est le résultat d'une décision personnelle. Il est plus rarement impulsif et réalisé dans le contexte d'un raptus anxieux. L'âgé a le souci de ne pas être secouru. Les moyens utilisés lui laissent habituellement peu de chances de s'en sortir. Il s'agit de défenestration, de pendaison, de noyade et d'armes à feu. Il existe d'autres comportements à valeur suicidaire. Ce sont les refus délibérés de se nourrir ou de recevoir des soins médicaux. On peut en rapprocher les états de laisser-aller général, dans lesquels le sujet n'accepte plus de quitter son lit. On assiste parfois au suicide altruiste, pour soulager le conjoint de ses peines, ou au suicide à deux.

Le nombre des suicides tend à augmenter avec l'existence de mauvaises conditions socio-économiques, l'isolement et l'absence de croyances religieuses.

En effet, l'absence de rôle social, l'inactivité, le sentiment d'inutilité, la réduction des ressources financières, le délaissement, le rejet ou toute autre forme d'exclusion, qui sont souvent le sort des âgés, sont des facteurs prédisposants au suicide. Il en est de même pour le veuvage, le divorce et le célibat, ainsi que pour l'absence d'enfants et de petits-enfants, qui éloignent d'une vie communautaire. Mais le rejet est souvent la conséquence de modifications caractérielles du sujet lui-même, qui crée ainsi le vide autour de lui. La détresse peut encore venir d'un changement d'habitudes, d'un déracinement, d'infirmités sensorielles, telles que la cécité et la surdité, d'une limitation des capacités de déplacement, d'une souffrance corporelle, de la présence d'affections les plus diverses, d'une hospitalisation, d'un placement institutionnel, de la perception d'une progressive déchéance et de l'absence de perspectives d'avenir, qui se brisent dans une finitude qui devient inéluctable. C'est là que la religion est parfois pour l'âgé un moyen de résister à la tendance suicidaire par le réconfort et l'espérance qu'elle engendre et la possibilité de participer autrement à une vie collective.

Il semble que ce soit plus l'extrême sensibilité de l'âgé aux événements extérieurs qui le conduise à des réactions inopinées de démission tragique que des affections mentales sévères et bien définies. Ce sont donc les états dépressifs réactionnels et les états névrotiques antérieurs, qui sont responsables de la majorité des suicides. Bien que le risque suicidaire y soit majeur, les dépressions endogènes, comme la mélancolie, provoquent moins fréquemment le suicide, surtout dans sa forme stuporeuse, à cause du rôle frénateur possible de l'inhibition psychomotrice. Le suicide est possible dans certains états délirants tardifs, quand ils comprennent un thème de persécution, un syndrome d'influence ou des phénomènes psychosensoriels. Parmi les états démentiels, ce sont ceux d'origine vasculaire qui sont surtout à l'origine d'un suicide à cause d'une nosognosie longtemps persistante dans l'évolution de l'affection. Il peut d'ailleurs exister un certain balancement entre une affection psychique, à l'origine d'un risque suicidaire, et l'apparition concomitante d'une affection somatique aiguë, celle-ci prenant la place de celle-là et *vice versa.*

Chapitre IV

LES DÉLIRES TARDIFS

I. — Généralités

Le délire est le symptôme lié, dans la manière d'être, le verbe et l'action, à l'élaboration d'une croyance absolue à une conception, individuelle ou collective, inadéquate d'une certaine réalité et/ou à la conviction inébranlable de détenir à travers elle la seule vérité.

Il y a lieu de distinguer *l'expérience délirante et hallucinatoire* de l'*idée délirante.*

L'*expérience délirante et hallucinatoire* comporte une perturbation de la clarté des perceptions, qui s'impose comme une donnée immédiate de la conscience altérée. Elle s'accompagne d'une modification de l'humeur (anxiété ou exaltation) et d'un vécu sensoriel particulier, auquel est liée une impression d'emprise et de mécanisation de l'événement, qui soit reste figé, soit change de façon extrêmement rapide et de manière continue.

L'*idée délirante* est représentée par une adhésion erronée de la pensée, qui, prise dans tout un cortège de phénomènes idéo-affectifs, s'incorpore inévitablement à la personnalité du sujet et y poursuit son élaboration. Elle a un caractère subjectif et inébranlable. Ni l'observation ni la logique ne permettent de la modifier. Elle peut, dans son évolution, se systématiser dans une fiction parfaitement cohérente ou se disloquer dans une pensée franchement déréelle.

L'existence de liens vitaux (moteurs, sensitifs, sensoriels, verbaux, opératoires, affectifs et sociaux) qui attachent l'individu à son environnement assure l'afférentation qui entretient, chez l'âgé, son existence. Si l'afférentation se réduit trop et devient insuffisante, elle peut faciliter ou provoquer l'émergence de conduites délirantes. La mise en place d'une bonne afférentation contribue à les faire disparaître. Cela justifie le fait que l'on aborde cette question à part.

Le délire peut n'être que l'élément le plus apparent d'un tableau clinique, auquel il n'est pas réductible. Il peut être celui qui retient l'attention du clinicien pour engager une procédure thérapeutique. Il contribue néanmoins à définir le délirant, alors qu'il peut ne pas rendre compte du vécu particulier, dont souffrent, à cause de cette affection, le patient et son entourage, ni de la signification qu'elle représente pour eux.

II. — **Les formes cliniques des délires tardifs**

Il y a lieu de préciser préalablement à toute description clinique qu'il y a deux types de distinctions essentielles à établir dans l'étude des délires tardifs.

a) La première oppose :

— le délire, qui s'est déjà manifesté avant la vieillesse et y persiste ou y réapparaît ;
— et celui qui n'existe que dans l'âge avancé.

b) La deuxième se réfère :

— aux formes cliniques, qui constituent l'affection en soi ;
— et à celles qui sont associées à une autre affection médicale.

Sur cette base, les modalités les plus habituelles de l'objectivation du délire sont ses thèmes, ses mécanismes, sa structure, ses modes évolutifs et les formes d'adaptation ou de réaction qu'il entraîne. Elles peuvent être uniques, multiples, fixes ou changeantes dans le temps.

Les *thèmes délirants* forment le tissu sur lequel se développe l'activité délirante. Ils peuvent être de préjudice, de persécution, d'influence, de grandeur, mystiques, hypochondriaques, de négation ou autres.

Les *mécanismes* des délires les plus fréquemment invoqués sont l'interprétation, l'illusion et l'hallucination, l'imagination, la passion, la mémoire et l'intuition.

Les *structures délirantes* généralement retenues sont les structures paranoïde, paraphrénique et paranoïaque. La structure paranoïde est floue et inorganisée. La structure paraphrénique l'est aussi, mais dans un contexte imaginatif, fantastique ou cosmique particulier. La structure paranoïaque, au contraire, est extrêmement précise, logique et bien construite.

L'*évolution*, souvent émaillée de *réactions* comportementales diverses contre soi ou les autres, peut se dérouler dans un secteur précis ou se développer en réseau. Sa durée peut être variable, lorsque le délirant se soumet à un traitement. Il faut noter que la qualification de *chronique* relève autant du profil particulier de l'état délirant que de son temps d'évolution.

Les principales formes cliniques du délire tardif, qui sont retenues ici dans une systématique où la volonté de classifier pour soutenir une pratique, voire une recherche, prend le pas sur l'homogénéité et l'uniformité du principe classificatoire, qui en assureraient la fiabilité, ne peuvent pas toujours être décrites avec la cohérence interne qu'elles mériteraient. Elles ont néanmoins une valeur d'orientation, qui rend indispensable leur connaissance. Nous nous arrêterons que sur les formes cliniques les plus généralement admises.

1. **Les formes cliniques, qui constituent toute l'affection.** — Il faut ranger dans cette catégorie :

A) Les formes particulières de folie raisonnante ;
B) Les formes avancées de délire hallucinatoire ;
C) Les paraphrénies tardives ;
D) Les délires passionnels.

A) *Les formes particulières de folie raisonnante.*

Sont à citer :

a / **Le délire de préjudice présénile de Kraepelin, sa forme sénile et ses formes voisines ;**
b / **La paranoïa sensitive de Kretschmer ;**
c / **La paranoïa d'involution de Kleist.**

a) **Le délire de préjudice présénile de Kraepelin, sa forme sénile et ses formes voisines.** Le début est marqué par des modifications du caractère et du comportement. Le patient est triste et inquiet. Il gémit et critique son entourage. Des idées hypochondriaques apparaissent progressivement. Les plaintes portent sur le mauvais fonctionnement de ses organes et la mauvaise qualité des aliments. Leur succèdent des idées de préjudice. Le patient dit qu'on lui vole ses affaires, ses vêtements, son argent, que l'on pénètre dans sa maison ou son appartement et qu'on en détruit l'arrangement dans la seule intention de lui nuire. Le délire peut se systématiser. Le patient reste cependant en pleine possession de ses capacités intellectuelles. L'importance des interprétations délirantes contraste avec l'absence ou la rareté des hallucinations. Une méfiance généralisée s'installe, qui conduit le patient à s'isoler et à prendre des mesures défensives. Il fuit le voisinage. Il s'enferme chez lui. Il pose des verrous à l'endroit qu'il veut préserver.

Parmi les formes voisines du délire de préjudice présénile et sénile, sont à retenir :

— ***Le délire tardif d'intrusion de J. de Ajuriaguerra.*** Il pourrait s'expliquer par l'importance de l'espace vital et de sa protection chez la personne âgée.

La conviction délirante du préjudice porte sur le risque ou la tentative de pénétration dans l'espace de la demeure ou du lieu de vie, dans celui de la vie intime passée et présente et dans celui de la famille.

— ***Le délire de récrimination de Dide et Guiraud.*** Sa dénomination est aussi liée à la prédominance de ses thèmes. Il reste indemne d'idées de persécution. Il est beaucoup plus vraisemblable que les autres formes de délire de préjudice. Les faits rapportés sont exagérés. Il n'en est pas tiré de conclusions inexactes.

— ***Le délire de persécution à début tardif de Seglas et Ritti.*** La systématisation des idées de persécution est assez rapide et n'est accompagnée d'aucun affaiblissement intellectuel.

— ***Le délire de témoignage.*** Les patients, généralement des femmes solitaires, dénoncent aux autorités des brutalités et des orgies, dont ils auraient été les témoins, sans en être les victimes. C'est par devoir que sont dévoilés ces crimes, qui ne les concernent pas et ne les menacent pas, mais qui alimentent leur indignation et les émeuvent profondément.

b) **La paranoïa sensitive de Kretschmer** (appelée aussi **délire de relation ou de référence**). Elle survient sur un terrain sensitif, hyperémotif et hyposthénique. Il s'agit de sujets timides, sensibles, souvent anxieux, psychasthéniques (scrupuleux, hésitants, etc.) et très vulnérables aux réactions d'autrui. Ces sujets vivent une atmosphère conflictuelle avec leur entourage, interprétée comme une malveillance conçue contre eux et expliquant toujours les difficultés et les échecs qu'ils ont subis. Ces idées délirantes restent en relation avec l'événement de l'expérience interprétative primaire, qui en constitue le centre. Ce délire évolue dans l'angoisse et la tension. Les réactions du sujet sont plus dépressives qu'agressives.

c) **La paranoïa d'involution de Kleist.** Elle se manifeste chez des sujets fiers, susceptibles, méfiants, jaloux, autoritaires et irritables. Ces traits de caractère s'aggravent à l'âge présénile. Ils s'enrichissent d'idées de préjudice et de grandeur, de fréquentes illusions et de rares hallucinations. Des troubles de l'humeur peuvent compléter le tableau clinique sous la forme d'hypocondrie ou d'état mixte, auxquels s'ajoutent périodiquement de l'anxiété, de la colère ou de l'agressivité.

L'évolution est irrégulièrement progressive. L'atteinte du fonctionnement mental n'est pas en rapport avec une altération proprement dite des capacités intellectuelles.

B) *Les formes avancées de délire hallucinatoire.*

a) **La psychose hallucinatoire chronique tardive.** Elle correspond après 65 ans à la description qu'en avait fait G. Ballet (1911) à un âge plus précoce. L'envahissement hallucinatoire en est le caractère majeur. Le ***syndrome d'automatisme mental,*** décrit par G. de Clérambault, s'y retrouve constamment.

b) **Le syndrome de J. Lhermitte.** Il est constitué d'hallucinations et d'illusions visuelles généralement critiquées, dont l'âgé est l'acteur privilégié et qui apparaissent généralement à la tombée de la nuit, en l'absence de toute ophtalmopathie. L'insomnie prolongée, les lésions du tronc cérébral et la maladie de Parkinson traitée par des anticholinergiques en sont les causes les plus évidentes.

C) *Les paraphrénies tardives.*

a) C'est dans sa ***forme confabulante,*** décrite par Kraepelin, voisine du ***délire d'imagination de Dupré,*** qu'elle est la plus caractéristique. Le délire n'est pas systématisé. Le monde délirant et le réel se juxtaposent sans porter atteinte à l'adaptation du patient âgé dans sa vie quotidienne.

b) Dans la ***paraphrénie de type fantastique***, l'extravagance du contenu délirant côtoie l'incohérence de sa structure.

c) Des *formes voisines* portent sur ***la longévité du patient*** et le ***déni de décès de personnes de son entourage propre,*** sans aucun trouble thymique.

D) *Les délires passionnels.*

a) **Le délire érotomaniaque tardif.** Forme de délire passionnel rare, décrit chez le jeune par G. de Clérambault, il a été observé dans l'âge avancé et consiste en l'illusion délirante d'être aimé. Les phases classiques d'espoir, de dépit et de rancune sont moins apparentes et la revendication moins marquée chez l'âgé que chez l'adulte jeune. Des hallucinations auditivo-verbales peuvent y être observées.

b) **Le délire de jalousie.** Le sujet se sent trahi par son conjoint, qui le bafoue avec une tierce personne. Il cherche par tous les moyens à déceler l'organisation de signes d'amitié ou de rencontres. Il ne cesse d'enquêter sur celui qu'il soupçonne de l'abandonner. Il constitue progressivement un faisceau de preuves indubitables. Il harcèle continuellement le coupable.

Un aspect particulier est le ***délire de jalousie des alcooliques*** alimenté par des expériences confuso-oniriques.

2. **Les formes cliniques symptomatiques.** — Il y a toujours lieu de rechercher si et comment le délire tardif est lié :

a / à une modification des afférentations individuelles et collectives nécessaires à l'adaptation de la personne âgée au milieu ;

b / à une personnalité psychopathique particulière, dans laquelle sont plus valorisées l'hérédité et la constitution que le cadre de vie ;

c / ou à des affections médicales, somatiques ou psychiatriques, connues et déjà fixées dans la nosographie.

Si donc le délire tardif peut être et peut rester une manifestation isolée, il lui arrive d'être l'élément d'un tableau clinique plus large et identifié dans les catégorisations les plus habituelles de la maladie.

C'est ainsi que sont reconnus :

A) **Les délires liés à une affection somatique ;**

B) **Les délires liés à des difficultés afférentielles ;**

C) **Les formes délirantes de mélancolie et manie tardives ;**

D) **Les états délirants associés à un état démentiel ;**

E) **Les formes évolutives des délires accompagnant le devenir, dans l'âge avancé, d'un processus schizophrénique ;**

F) **Le délire lié à une personnalité psychopathique ou au déséquilibre psychique.**

A) *Les délires liés à une affection somatique.* — Les *affections somatiques*, telles que les infections, les insuffisances cardiaque, respiratoire et rénale, les déséquilibres endocriniens, les troubles circulatoires sont fréquents chez la personne âgée. Elles sont souvent accompagnées d'une baisse du niveau de vigilance et de conscience, dans laquelle apparaissent, parfois dans un contexte confuso-onirique, des conduites délirantes.

B) *Les délires liés à des difficultés afférentielles.* — Ils seront plus particulièrement étudiés dans le chapitre V.

Ce sont :

a / **La paranoïa des sourds ;**
b / **L'hallucinose des otopathes ;**
c / **Le syndrome de Charles Bonnet ;**
d / **Les hallucinations visuelles des ophtalmopathes ;**
e / **Les parasitoses délirantes et le délire dermatozoïque d'Ekbom ;**
f / **Le délire de désafférentation sociale.**

C) *Les formes délirantes de mélancolie et manie tardives.* — Les troubles de l'humeur, qu'ils soient de type mélancolique ou maniaque, peuvent être émaillés de propos où surgit, de manière parfois évidente, l'état délirant. La coloration clinique de ce dernier peut y prendre une allure assez spécifique pour que sa nature y soit très rapidement évoquée ou confirmée.

a) Dans la ***mélancolie tardive***, il s'agit d'un délire dans lequel les auto-accusations et les idées de ruine et de persécution sont fréquentes. Ce délire peut rester fixé plusieurs années. Son émergence suit le rythme de l'état mélancolique lui-même, c'est-à-dire des accès plus longs que chez le jeune et peu cycliques.

Il peut s'ajouter à ce délire des interprétations pathologiques, des hallucinations auditivo-verbales et des plaintes hypochondriaques.

Le passage à la chronicité prend parfois la forme de ***délire de négation de Cotard*** avec des idées de négation (organes, corps, proches), d'***immortalité*** (le sujet est condamné à ne pas mourir pour expier) et d'***énormité*** (son corps augmente de volume et risque d'envahir l'univers).

Dans certains cas dits ***schizoaffectifs***, on peut assister, sous l'influence d'antidépresseurs, à un virage de la mélancolie délirante à un état délirant, dans lequel a disparu le trouble thymique, ainsi que ses thèmes liés à l'humeur. De la même façon, sous l'influence de neuroleptiques, un état délirant tardif, qui n'est pas lié à la dépression, cède parfois la place à un délire proprement mélancolique.

Il faut signaler encore l'existence de ***formes*** de mélancolie délirante, ***dont le contenu délirant n'est pas de nature dépressive***, c'est-à-dire indemne d'auto-accusation, d'idées de culpabilité, d'indignité, de deuil ou de ruine.

b) La ***manie délirante tardive*** est moins fréquente que l'état dépressif. Elle est terne et monotone. Elle se limite quelquefois à des propos exubérants et des idées extravagantes, teintées de quérulence, voire de méfiance.

D) *Les états délirants associés à un état démentiel.* — Le délire peut être le premier symptôme d'une *encéphalopathie démentielle.* Sa forme particulière s'explique alors par l'installation graduelle ou irrégulière, progressivement rapide ou accélérée, d'une atteinte des capacités opératoires, mnésiques et instrumentales du patient.

a) Ce délire peut se présenter sous l'aspect d'un ***délire à thèmes de préjudice et de persécution.*** C'est celui qui se rencontre habituellement dans les différentes formes de la maladie d'Alzheimer (démence présénile d'Alzheimer, presbyophrénie de Wernicke, démence sénile simple, démence sénile alzheimérisée).

Lorsque l'état délirant précède le début apparent de l'affection, il est détaillé et bien organisé. Le patient vit intensément les changements perceptifs, qui proviennent de l'installation de l'affection. Le délire s'explique en partie par l'apparition de la dysmnésie, qui est à l'origine d'idées de préjudice liées à de faux constats. Les idées de persécution succèdent ensuite aux idées de préjudice. Le délire peut disparaître rapidement, dans le même temps où s'étendent les lésions cérébrales. Dans le cas contraire, il s'appauvrit plus lentement, dans son contenu et sa structure, et disparaît derrière une symptomatologie aphaso-apraxo-agnosique.

b) Le ***délire à thème de grandeur*** est également bien connu dans la maladie de Bayle ou méningo-encéphalite syphilitique, qui est devenue exceptionnelle.

c) La persistance, lors de l'éveil du matin, d'une ***croyance à la réalité des événements de rêve,*** qui peut persister jusque dans l'après-midi du même jour, semble particulier à la démence vasculaire et peut prendre momentanément l'allure d'un délire établi, généralement polymorphe.

E) *Les formes évolutives des délires accompagnant le devenir, dans l'âge avancé, d'un processus schizophrénique.* — Il s'agit d'un délire apparu dans le contexte d'un *état dissociatif* généralement connu avant l'âge avancé. La discordance est alors le caractère fondamental de l'organisation existentielle de l'individu. Elle est à la base d'un processus qui se signale par la dysharmonie comportementale dite schizophrénique. Dans un même moment, l'idée, la teneur affective et l'attitude qui s'y rapporte, se présentent détachées du même agencement de conduites qu'elles fragmentent tout en préservant leurs cohérences partielles et respectives. La dissociation ou dislocation des fonctions psychiques et la discontinuité de l'activité mentale, dont elles témoignent, semblent correspondre à une disposition délirante d'être au monde. Cette dernière peut être parfois directement exprimée et en constitue un des aspects cliniques.

Dans toutes ses formes, la schizophrénie est processuelle. Son début se situe habituellement dans l'adolescence ou le début de l'âge adulte. Il est de plus possible de distinguer au moins sur un point le délire dit chronique de celui de la schizophrénie. Car le *délire chronique* n'a pas l'évolution déficitaire de *celui du schizophrène*, qui inclut dissociation de la personnalité, désorganisation existentielle, retrait et exclusion sociale et signe la détérioration des capacités d'adaptation. C'est pourquoi, il n'y a pas lieu de parler de schizophrénie tardive, si ce n'est sous la forme d'une décompensation momentanée d'un état antérieurement bien compensé.

F) *Le délire lié à une personnalité psychopathique ou au déséquilibre psychique.* — Le terme de personnalité psychopathique rappelle soit l'affection, dont elle est censée constituer le terrain, soit l'affection dont elle reproduit les symptômes a minima. Il faut noter que c'est par une interrogation rémanente en psychiatrie sur l'innéité ou l'hérédité de nos caractères essentiels et de nos tendances et à partir des notions de constitution et de dégénérescence, que s'est forgé ce concept. Dans le déséquilibre psychique, la perturbation de la personnalité se traduit essentiellement par une inadaptation constante aux règles de la vie sociale.

De ce point de vue, le délire tardif n'a pas toujours réussi à échapper au déterminisme étroit, rigoriste et inéluctable, qui s'y était dessiné. Il a pu trouver et trouve encore parfois dans ce cadre une valeur explicative de recours.

Chapitre V

LA PATHOLOGIE AFFÉRENTIELLE DE L'AGÉ

I. — L'afférentation motrice, sensitive, sensorielle, opératoire, mnésique, verbale, affective et sociale

On parle d'*afférentation* à propos des types de rapports vitaux, qui sont indispensables au fonctionnement équilibré de l'organisme humain, d'une part pour lui-même et, d'autre part, vis-à-vis des autres dans un milieu donné. Il y a *désafférentation*, lorsqu'une rupture ou des ruptures s'établissent entre certains de ces rapports, qui induisent une suppression des sollicitations internes et externes nécessaires à la vie elle-même.

Les formes d'*afférentation*, que requiert l'adaptation harmonieuse de l'âgé à son environnement, sont de plusieurs ordres.

1 / Elles sont d'abord *motrices*. L'être humain vit dans le mouvement et par le mouvement. C'est dans l'action qu'il expérimente son environnement et ajuste son comportement. C'est dans l'action qu'il renouvelle la façon dont il appréhende ce qui l'entoure. La transformation de ce moyen d'échanges et de sollicitations réciproques peut altérer, par son exagération ou par sa pauvreté, la qualité de ce qui est vécu ou gêner, par le biais d'une autre dysrégulation, son évolution équilibrée. Une mise en fonction physique insuffisante peut

être à l'origine de perturbations comportementales. Parmi celles-ci, citons la déambulation et les stéréotypies motrices. Elle peut ainsi préparer le terrain à l'émergence d'un processus psychopathologique, tel qu'un délire, ou l'entretenir.

2 / Les données de la *sensibilité* superficielle et profonde, extéro- et proprioceptives, celles de la *somesthésie* qui les intègre et celles des perceptions *sensorielles* (vue, olfaction, gustation, cénesthésie) peuvent être à l'origine, dans leur remaniement, de troubles adaptatifs, dont certains apparaissent sous la forme de comportements inhabituels ou de productions délirantes tardives.

3 / L'*opérativité* (au sens de J. Piaget) est cette capacité à réaliser des actions intériorisées réversibles et se coordonnant en structures d'ensemble de transformations. Elle permet de modifier l'objet ou l'événement à connaître, de façon à atteindre les transformations comme telles et leurs résultats et non plus seulement les configurations statiques correspondant aux états reliés par ces transformations.

C'est l'opérativité qui, au-delà de la sensibilité et de la sensorialité, permet de traiter convenablement les informations venant de l'environnement pour atteindre et maintenir les conditions d'une bonne adaptation au milieu. Cette adaptation, qui fait partie du développement cognitif de l'individu, s'appuie sur deux types de mécanismes opposés et complémentaires, l'*assimilation* et l'*accommodation.* L'assimilation permet d'intégrer ce qui est extérieur aux structures propres du sujet. L'accommodation correspond à une transformation des structures propres en fonction des changements du milieu extérieur. La notion d'*équilibration* permet d'expliquer le mécanisme des régulations entre le sujet et le milieu.

4 / L'afférentation *mnésique*, qui dépend certes en partie de l'opérativité, évite le mélange du présent et du passé, ainsi que celui du réel et de l'imaginaire dans

la perception, donc les falsifications de l'acte mnésique, que sont les paramnésies, telles que la fausse reconnaissance et l'impression du déjà vu ou du jamais vu.

5 / La sollicitation *verbale* est un stimulus important de la relation et de la propre expressivité de l'individu. Elle permet des prises de conscience, qui facilitent la maîtrise adaptative aux situations les plus variées. Elle véhicule le vécu et l'éprouvé affectif. Elle conforte l'appartenance.

6 / L'*afférentation affective* est indispensable au bien-être et à une vie équilibrée. La solitude circonstancielle ou voulue peut couper l'échange émotionnel avec l'autre, d'où résultent l'attachement, la reconnaissance de l'individu comme personne dans un groupe et l'intérêt d'autrui pour soi, et donc pour l'image que l'on a de soi-même. L'exultation du corps est nécessaire pour favoriser et entretenir sa mise en fonction.

7 / Les caractères de l'*afférence sociale*, qui dépendent autant de l'individu que de sa communauté socioculturelle, imprègnent également l'acclimatation de la personne âgée et peuvent conditionner certaines autres conduites.

II. — Aspects cliniques particuliers des troubles de l'afférentation

Nous nous intéresserons surtout aux constatations cliniques, qui se rapportent aux fonctions sensorielles, à l'opérativité et aux relations sociales.

C'est ainsi que nous décrirons successivement :

1 / La paranoïa des sourds ;
2 / Les hallucinations et l'hallucinose auditives des otopathes ;
3 / Le syndrome de Charles Bonnet et les hallucinations visuelles des ophtalmopathes ;
4 / Les parasitoses délirantes et le délire dermatozoïque d'Ekbom ;
5 / Le rôle de l'opérativité dans l'appréhension de l'en-

vironnement et ses conséquences sur la capacité adaptative de l'âgé ;
6 / Le délire de désafférentation sociale ;
7 / Le délire, dans lequel se manifestent simultanément plusieurs modalités de désafférentation.

1. **La paranoïa des sourds.** — Liée à une mauvaise afférentation auditive en rapport avec une hypoacousie ou une surdité, elle se manifeste par une interprétativité croissante des faits et des événements. Peuvent s'y adjoindre de vagues idées de persécution et des phénomènes hallucinatoires auditifs imprévus, sources d'anxiété et d'irritabilité.

2. **Les hallucinations et l'hallucinose auditives des otopathes.** — Parmi les troubles subjectifs nés de certaines otopathies, il convient d'accorder, à côté des bourdonnements ou acouphènes, une place particulière aux phénomènes psycho-sensoriels, tels que les hallucinations verbales ou musicales.

Ces hallucinations apparaissent parallèlement à un déficit auditif permanent, qui peut aller jusqu'à la surdité complète. Elles sont souvent rythmées et latéralisées du côté du déficit auditif. Les hallucinations élémentaires y précèdent les hallucinations complexes. Ces dernières sont cependant moins constantes que les premières, qui perdurent généralement. Elles sont susceptibles de fluctuations transitoires. Elles sont, dit H. Hécaen, une sorte d'enrichissement, d'« habillage » progressif des hallucinations élémentaires.

Le caractère autant ou plus hallucinosique qu'hallucinatoire de ces manifestations a aussi été pris en considération dans un certain nombre de cas.

3. **Le syndrome de Charles Bonnet et les hallucinations visuelles des ophtalmopathes.** — Le patient âgé, qui en souffre, est atteint de lésions oculaires variables (cataracte, glaucome, décollement de la rétine, etc.), qui ont

en commun d'entraîner une forte baisse de l'acuité visuelle de l'un ou des deux yeux. Il peut ne pas être indemne de lésions cérébrales, mais celles-ci n'altèrent pas obligatoirement ses capacités intellectuelles.

Les hallucinations visuelles, qui surviennent, sont liées au niveau de vigilance. C'est pourquoi, elles sont plus fréquentes le soir lors de l'assoupissement qui précède l'endormissement ou le matin dans le temps qui conduit immédiatement à l'éveil. Elles sont très riches et comportent des scènes complètes de paysages, de personnages et d'animaux, qui, fait caractéristique, se déplacent avec les mouvements des yeux. Le patient en est le plus souvent le spectateur amusé et curieux. La critique est variable et parfois complète. Lorsqu'elles se produisent, ces perceptions ont également valeur d'hallucinose.

Il faut rapprocher de ce syndrome ***celui dit du bandeau***, qui survient chez les âgés porteurs, pour un traitement ophtalmologique, d'un pansement ou d'un bandeau qui les aveugle dans les heures ou les jours qui en suivent la pose. Il s'agit d'un véritable tableau confuso-onirique avec anxiété et agitation qui disparaît le plus souvent dans l'heure qui suit la levée du bandeau. Les faits cliniques et expérimentaux ont permis d'y affirmer le rôle prévalent de la privation sensorielle partielle.

4. **Les parasitoses délirantes et le délire dermatozoïque d'Ekbom.** — Ils ont d'abord été décrits par Thibierge (1894) sous le terme d'**acarophobie,** puis sous celui de **zoopathie externe** par Levy (1906). Il s'agit de démangeaisons, de prurits, qui apparaissent de préférence chez la femme dans la présénilité et sont rapportés à l'existence de petites bêtes qui envahissent leur environnement proche, s'installent et prolifèrent sous leur peau, puis arrivent à pénétrer dans certains de leurs orifices corporels. Cette croyance isolée entraîne un comportement obsessionnel destiné à les rechercher

et à les éliminer, qui connaît parfois des rémissions. Le système délirant est pauvre et relativement cohérent. La croyance est durable. La personnalité semble être préservée.

5. **Le rôle de l'opérativité dans l'appréhension de l'environnement et ses conséquences sur la capacité adaptative de l'âgé.** — Il est évident dans l'insuffisance opératoire ou l'altération des possibilités opératoires. Dans ce dernier cas, tel qu'il est connu dans certaines affections cérébrales, comme la maladie d'Alzheimer, il est démontré que se produit par ce biais une modification des modalités de connaissance de l'environnement, avant même que surgissent de réelles atteintes de type moteur, sensitif et sensoriel.

Le sujet doit, dans cette situation, multiplier la récolte d'informations partielles sur le milieu, dans le même temps où il lui est de plus en plus difficile de les traiter ensemble, c'est-à-dire de les organiser pour leur donner un sens utile à l'adaptation. Les conséquences sur le comportement habituel sont inévitables. La personnalité du sujet commence à en être la victime et à se modifier. Des conduites sociales inacceptables et inacceptées par l'entourage commencent à se dévoiler, ainsi que des manifestations dépressives ou délirantes, auxquelles le patient et ses proches doivent faire face.

6. **Le délire de désafférentation sociale.** — Il se présente comme l'entrée dans l'espace du patient d'un ou de plusieurs personnages, qui, par le jeu de l'imagination ou de perceptions erronées, vient ou viennent momentanément vivre à ses côtés, en l'absence de toute idée de préjudice ou d'intrusion maléfique.

Le délire du compagnon tardif est une de ses formes. Il consiste en la conviction délirante de l'existence hallucinatoire d'une ou de plusieurs personnes amicales, qui s'installent dans l'entourage du patient. Une relation rassurante s'établit, qui lui permet de compenser son isolement et de pallier l'insuffisance quantitative ou qualitative de ses liens sociaux.

7. **Le délire, dans lequel se manifestent simultanément plusieurs modalités de désafférentation.** — Cela semble bien être le cas chez l'âgé du ***syndrome de Capgras*** ou illusion de sosies et de l'exceptionnel ***syndrome de Courbon*** ou illusion de Fregoli.

Le ***syndrome de Capgras*** consiste en l'attribution erronée à une personne de l'identité d'une autre. Le sujet saisit les ressemblances authentiques, mais il n'en déduit pas l'identification qui s'impose. La personne à reconnaître a quelques traits qui la distinguent du modèle, dont elle est un double, qui a la même apparence. Il s'agit d'une sorte de méconnaissance systématique. Dans le ***syndrome de Courbon,*** des personnes différentes sont vues comme une même personne qui change continuellement d'aspect.

Dans l'émergence de ces syndromes, l'insuffisance d'afférentation sociale semble avoir une influence significative, puisque l'aménagement pour le patient de liens plus stables avec sa communauté de vie a un impact thérapeutique certain. L'amoindrissement de l'opérativité et de la mémoire joue un rôle sur la clarté des perceptions visuelles. La modification des capacités somatognosiques ou du schéma corporel contribue de plus à altérer l'image spéculaire du sujet et à valider de fréquentes interprétations erronées sur l'environnement.

Chapitre VI

LES ÉTATS CONFUSIONNELS ET DÉMENTIELS

I. — La confusion mentale

1. **Généralités.** — La confusion mentale, qui peut se manifester à tout âge et dans les deux sexes, est fréquente chez l'âgé.

Elle n'a été bien étudiée cliniquement qu'au XIXe siècle. Elle l'a été successivement sous le nom d'*idiotisme* (Ph. Pinel, 1809), de *stupidité* (Georget, 1820), de *démence aiguë* (J. E. D. Esquirol, 1833). C'est L. J. F. Delasiauve (1851) qui lui donne son nom. Après une éclipse dans la psychiatrie de langue française, qui l'a vue naître, Ph. Chaslin (1895) la réhabilite sous le nom de *confusion mentale primitive*.

La confusion mentale tire son intérêt du système d'alerte qu'elle représente pour le médecin. Car sa description précise est continuellement gênée par le fait qu'elle ne peut généralement être établie qu'à travers une série d'interprétations partielles de ce qui est observé.

La confusion mentale a des caractères qui ne prêtent pas à discussion, tels que :

— sa nature essentiellement clinique ;
— son aspect syndromique, qui fait qu'elle peut être rattachée à plusieurs causes, organiques ou non ;
— le mode aigu ou subaigu de l'installation de ses premières manifestations apparentes ;

— une présentation particulière du patient avec une mimique pauvre, maussade ou triste, mais surtout inadaptée, un regard lointain, effaré, un visage étonné et hébété, des gestes lents, incertains et maladroits, un manque d'initiative, qui confine à l'apragmatisme, un mutisme ou une parole à voix basse, mal articulée et émise dans un souffle court ;
— la recrudescence vespérale et nocturne des troubles comportementaux qu'elle provoque ;
— et la tendance habituelle à la réversibilité et à la disparition complète de la symptomatologie observée.

Au-delà des difficultés liées à l'emploi des mots, les symptômes principaux, qui servent classiquement à décrire la confusion mentale sont :

— la désorientation temporo-spatiale ;
— l'amnésie antérograde ou l'oubli à mesure avec parfois fabulation et fausses reconnaissances ;
— l'obnubilation de la conscience ;
— la fluctuation du niveau de vigilance ;
— le désordre de la pensée ;
— la perplexité anxieuse ;
— et l'onirisme.

Ces symptômes ne sont pas pathognomiques en eux-mêmes. Ce qui paraît séméiologiquement plus intéressant est cet effort du patient à vouloir obstinément comprendre les événements, qui se déroulent autour de lui et à rechercher des points de repère ou de référence pour se bien situer. Il en va de même pour cette sorte d'adhésion momentanée du patient à des expériences irréelles, dont il est l'objet et qui lui semblent avoir l'apparence de la réalité. Il existe une disparition des liens entre les éléments d'une situation habituellement compréhensible. Dès lors, chaque élément prend une valeur pour lui-même, détachée du contexte et donc énigmatique pour le sujet. Il en résulte un état d'appréhension teinté d'une inquiétude particulière.

Si les symptômes signalés prennent un peu plus d'importance par leur groupement, ils n'acquièrent leur vrai sens que par rapport à la dynamique d'une situation clinique, elle-même soumise à la signification qui peut lui être accordée. Le trait fondamental de toutes les significations perçues dans ce qui est reconnu comme faisant partie du tableau clinique de la confusion mentale pourrait bien être une dysharmonie de la mise en jeu de mécanismes de régulation du fonctionnement psychique, conditionnée par l'état de veille ou de vigilance.

Cet état de dysharmonie se montre très différent d'autres états qualifiés, en pathologie comportementale, de dissolutifs, de dissociatifs ou de discordants. Il rend compte de cette impression que le confus donne au clinicien d'être à la fois présent et absent, capable et incapable de dire et de faire ou d'user de ses connaissances et à la fois cohérent et incohérent, ordonné et désordonné dans ses propos et dans ses actes, en même temps qu'étonnamment suggestible. La prégnance des événements sur le comportement du patient est éminemment variable. L'unité de la mise en action des fonctions les plus élaborées du système nerveux central semble se heurter à l'absence de fixité des coordonnées spatio-temporelles et à la fusion continuelle, à des niveaux différents, de ce qui a été et pourrait être, c'est-à-dire du souvenir, de l'acquisition, de la fiction et de l'intention.

Nous n'insisterons pas sur les signes physiques associés à l'état de confusion mentale, car ils dépendent de l'étiologie qu'il est nécessaire de mettre en évidence et de prouver.

2. **Modalités d'évolution et pronostic.**

a) La confusion mentale peut survenir au cours d'une affection connue ou être la première manifestation d'une affection à déceler.

— Dans sa *forme la plus commune*, les perturbations psychiques se corrigent, sous l'effet du traitement de l'état causal, en quelques jours ou semaines, de façon lente et irrégulière, rarement de manière brusque. Il peut persister un état de fatigue, une amnésie lacunaire de l'épisode confusionnel et une conviction délirante de la réalité de l'expérience vécue.

— La confusion mentale peut évoluer sur une durée plus longue, souvent évoquée comme *confusion mentale chronique*.

— Il existe une *forme maligne* de confusion mentale, dont l'issue est quelquefois fatale. Elle est mentionnée sous la dénomination de *délire aigu*. L'agitation est intense et permanente. La production délirante peut être importante. L'état général devient rapidement inquiétant. Il s'accompagne d'hyperthermie, de troubles neuro-végétatifs intenses, de déshydratation sévère avec perturbations métaboliques et élévation massive de l'azotémie.

— Les *rechutes confusionnelles* ont parfois un aspect cyclique, qui les a fait considérer comme les équivalents d'une psychose périodique.

— L'*état confuso-démentiel* apparaît dans le décours d'une encéphalopathie démentielle. Il s'accompagne souvent de la recherche d'objets qui n'existent pas.

b) Le pronostic de la confusion mentale ne dépend pas de l'allure des perturbations psychopathologiques, mais de l'affection causale, qu'il importe de reconnaître pour adapter la thérapeutique.

3. **Les problèmes diagnostiques.**

a) Le diagnostic différentiel se pose surtout à propos du syndrome de Korsakoff et de l'état démentiel.

Le syndrome de Korsakoff (amnésie antéro-rétrograde avec oubli à mesure, désorientation temporo-spatiale, fabulations et fausses reconnaissances, mais conservation des capacités opératoires) ne peut être assimilé à un état confusionnel, même si ce dernier peut l'accompagner, en particulier lorsqu'il fait suite à une encéphalopathie de Gayet-Wernicke ou à un délire alcoolique subaigu. Installé, il a une stabilité symptomatique que n'a pas la confusion mentale.

La confusion mentale n'est pas non plus une démence, même si elle peut apparaître transitoirement au cours de l'évolution d'une encéphalopathie démentielle.

b) Le diagnostic étiologique relève essentiellement de l'enquête anamnestique et du bilan clinique, en particulier somatique, qui guide les examens complémentaires.

Quelles que soient ses modalités d'apparition, la confusion mentale s'observe, chez l'âgé, principalement dans les grandes pyrexies des maladies infectieuses, à la suite d'une intolérance individuelle à un médicament ou à une association inadéquate de médicaments, lors d'un sevrage trop rapide de certains médicaments (corticoïdes, neuroleptiques, thymoleptiques, antiépileptiques, antiparkinsoniens, hypoglycémiants, hypnotiques, antalgiques, sels de lithium, etc.), par polypragmasie, lors de surdosages médicamenteux, volontaires ou non, à l'occasion d'un abus aigu ou chronique d'alcool, d'accidents vasculaires cérébro-méningés ou de tumeurs cérébrales, après un traumatisme crânio-cérébral, au cours des désordres endocriniens et métaboliques (diabète, hypo- ou hyperthyroïdie, hyperparathyroïdie, insuffisance hypophysaire ou surrénalienne aiguë, porphyrie, carences nutritionnelles, avitaminoses, désordres hydro-électrolytiques, encéphalopathie porto-cave, etc.) et après une anesthésie. Elle est plus rare dans les suites immédiates d'une crise comitiale ou d'une électronarcose.

La confusion mentale peut aussi être provoquée par une situation ou une décompensation affective grave et au cours de la recrudescence d'un état dépressif. On a insisté sur la fragilité émotionnelle de certains patients.

II. — Les états démentiels

1. Définition et méthode d'approche clinique.

a) La démence correspond à un état d'altération

individuel et conjoint, acquis et encore irréversible à long terme, de diverses fonctions cognitives et conatives, en particulier des capacités opératoires. Elle s'installe et s'aggrave de façon plus ou moins progressive, en laissant apparaître des modifications du comportement, une réduction de l'autonomie et une perturbation des relations avec autrui. Elle aboutit à une désinsertion sociale et une intolérance de l'entourage proche, qui nécessite tôt ou tard une prise en soin spécialisée. Elle s'accompagne d'une symptomatologie neurologique variable, qui peut faire partie du tableau clinique d'affections neurologiques connues. Elle est liée à des lésions cérébrales diverses, dont les principales sont de type dégénératif, vasculaire, toxique, traumatique, infectieux et tumoral.

b) La meilleure méthode dont nous disposions pour aborder la pathologie démentielle est celle qui est adaptée de la psychologie génétique de J. Piaget. Elle est beaucoup moins contestable que d'autres, dont celle de la psychologie différentielle de W. Stern, car elle est plus épistémologique qu'individuelle. Elle met l'accent sur la structure de la connaissance et sur l'organisation pratique de l'action. Elle assure la recherche de concordances, de discordances, de possibilités de dépassement et surtout de formes particulières de régulation et de compensation, qui rendent possible une adaptation, même provisoire, à une situation perturbée. Elle respecte la synchronie et la diachronie des conduites, c'est-à-dire que l'observation peut être réalisée à un moment précis choisi par le clinicien ou de manière répétitive dans le cours d'une période particulière, par exemple à différentes heures de la journée. Elle implique que toute fonction doit être étudiée dans son mode de réorganisation par rapport à son mode d'intégration et à la structuration d'autres fonctions. Elle est d'abord qualitative et n'assimile pas, comme les évaluations faites sur le modèle de la psychologie différentielle, la compétence cognitive à la mesure des performances, qui pourraient en dépendre. Elle permet de rapporter une perturbation à son mécanisme, donc à l'organisation anatomo-fonctionnelle qui la supporte et de la mieux comprendre, donc d'être dans les meilleures conditions d'y remédier. Elle est à l'affût des lois, qui régissent les comportements observés.

2. **Analyse structurale du comportement démentiel.** — Sans négliger l'étude attentive de l'histoire de l'affection, de l'anamnèse personnelle et familiale et de l'état somatique du patient, l'examen clinique proprement dit d'un patient suspect de démence doit comprendre une analyse structurale des modes d'organisation conjointe successive de certaines fonctions supérieures du système nerveux central en rapport avec l'évolution lésionnelle.

Les fonctions qui paraissent les plus utiles à étudier pour le clinicien sont celles dites opératoire, mnésique, instrumentale et motrice.

Dans ce contexte, des tableaux cliniques de modifications conjointes de fonctions peuvent porter sur les seuls domaines opératoire, instrumental et moteur ou à l'intérieur du domaine instrumental sur les changements conjugués du langage, des praxies et des gnosies. On dit que, dans ce cadre, le tableau est homogène, quand à un signe apparu lors de la modification d'une fonction correspond au même instant un autre signe connu dans la modification d'une autre fonction.

C'est ainsi que, dans le domaine instrumental, ont pu être décrits quatre stades :

— un premier stade avec manque du mot, début d'apraxie constructive graphique sous forme d'une atteinte des possibilités de reproduction de la perspective, difficultés de reconnaissance visuelle portant sur les images d'abord incomplètes, puis estompées ou superposées et d'autotopoagnosie digitale ;
— un deuxième stade avec périphrases d'usage, perte de la perspective dans les reproductions praxiques

constructives graphiques, difficultés d'imitation des gestes complexes des mains, autotopoagnosie constante ;

— un troisième stade avec mots pour d'autres, dessin de deux faces, puis d'une seule face du cube et défauts d'articulation dans les reproductions constructives graphiques, difficultés praxiques idéo-motrices dans l'imitation des gestes de la symbolique conventionnelle et stéréognosiques bilatérales ;

— un quatrième stade avec mots déformés, accolement au modèle dans le dessin, apraxie idéomotrice, difficultés praxiques idéatoires, autotopoagnosie corporelle et modifications des réactions habituelles à la douleur.

Comme l'ont prouvé les nombreuses corrélations anatomiques qui ont pu être faites, cette homogénéité établie sur les traits cliniques choisis témoigne, quand elle est présente, de l'existence d'une démence à plaques séniles et à dégénérescences neurofibrillaires, en particulier dans ses formes cliniques que sont la démence sénile simple et la démence sénile alzheimérisée. Les dérogations à ces règles peuvent être considérées comme liées à une étiologie autre que celle qui vient d'être indiquée ou non uniquement liées à celle-ci.

Il est évident que plus on multiplie les données cliniques sans avoir le souci constant de découvrir certaines cohérences dans leur mode d'organisation, plus elles apparaissent disparates. C'est ainsi que l'on a parlé d'inhomogénéité de la clinique de la maladie d'Alzheimer depuis le début de son histoire, alors que, sur les critères que nous avons indiqués, il est possible de se servir pour le diagnostic clinique de ce qui, au contraire, peut être homogène.

La notion d'inhomogénéité a été et continue d'être confortée par une référence abusive à une méthode exclusivement quantitative, qui a rapidement montré ses limites dans ce domaine, celle de la psychologie différentielle. Il est regrettable que cette inhomogénéité clinique de la maladie d'Alzheimer ait encore été présentée, au cours de ces dernières années, comme une nouveauté clinique, car, en plus d'être obsolète, elle n'apporte véritablement aucun progrès par rapport à ce que peut découvrir une démarche nomothétique en médecine, et en particulier en psychiatrie. En effet, la recherche de règles, donc de certaines homogénéités relatives à des traits cliniques déterminés, dans l'étude des comportements est la seule vraie source d'enrichissement de la séméiologie clinique dans cette sphère d'étude difficile.

3. **Formes cliniques de la démence.** — Les formes cliniques de la démence seront exposées dans l'ordre de leur fréquence la plus habituelle rencontrée dans la pratique clinique.

Dans certains cas, c'est la mise en évidence d'une argumentation clinique et paraclinique orientée sur le diagnostic de démence, qui déclenche l'enquête sur les causes probables de l'affection. Dans d'autres cas, au contraire, c'est dans le cadre d'une affection générale d'étiologie connue qu'est émise l'hypothèse de la possible association d'un état démentiel.

A) *Les états démentiels les plus fréquents.* — Ils comprennent les formes séniles de la maladie d'Alzheimer, les démences vasculaires et les démences mixtes (à la fois dégénératives et vasculaires).

a) Les formes séniles de la maladie d'Alzheimer. Elles représentent environ 30 % des démences de l'âge avancé. Elles apparaissent vers 70-75 ans et prédominent dans le sexe féminin. Certains estiment qu'elles sont liées à l'hérédité et que leur transmission se fait selon le mode récessif. D'autres accordent une plus grande importance aux facteurs situationnels et réactionnels (retraite, deuil, séparation, transplantation mal préparée, etc.) ou de précipitation (traumatismes, infections, intoxications, interventions chirurgicales, etc.).

Elles se présentent cliniquement sous deux formes principales : la ***démence sénile simple*** et la ***démence sénile alzheimérisée***.

La ***démence sénile simple*** est d'apparition tardive. Elle s'installe très progressivement sous la forme de discrètes perturbations mnésiques. Il peut exister au début un état dépressif, qui coïncide habituellement avec une certaine nosognosie momentanée des changements cognitifs qui se produisent. Les capacités d'orientation dans le grand espace et dans la grande durée commencent alors à fléchir. L'atteinte de l'orientation dans le petit espace et la petite durée apparaîtra plus tard. L'aggravation des troubles mnésiques portera sur la fixation et l'évocation des faits récents. Le souvenir des faits anciens reste plus longtemps préservé. Ils s'enrichiront de fabulation, de fausses reconnaissances, de méconnaissances, d'ecmnésie et de rabâchage. Ils sont souvent à l'origine d'idées délirantes à thème de faux constats, de préjudice et de persécution. L'attention et la concentration sont moins bien contrôlées.

L'irritabilité, l'agressivité, l'agitation et la tendance aux fugues peuvent colorer le tableau clinique. On peut observer des troubles du sommeil. Le patient perd toute critique. Il néglige ses soins corporels. Ses activités perdent leur finalité, leur cohérence et leur efficacité. Les possibilités opératoires se réduisent, comme il est facile de le constater dans les situations de conservation des quantités physiques (substance, poids, volume, dissociation poids-volume). Il en va de même pour la capacité à anticiper un événement. Le langage s'appauvrit. Les manques du mot sont de plus en plus fréquents. L'apraxie constructive graphique est manifeste, mais il n'y a pas d'autres troubles de l'instrumentalité.

Sur le plan neurologique, il existe une légère hypertonie d'opposition, une ébauche de réflexes de préhension forcée tactile et proprioceptive au niveau des mains, une extinction sensitive verticale dans les épreuves pied-main et main-joue, ainsi qu'un discret signe de la main accompagnée au visage. Le liquide céphalo-rachidien est sans particularités. L'électro-encéphalogramme met en évidence un tracé, qui commence à se désorganiser avec quelques activités thêta diffuses ou parfois même en foyers. L'imagerie médicale (CAT-Scan, Résonance magnétique) permet d'évaluer le degré d'atrophie cérébrale corticale et sous-corticale, ainsi que son caractère également diffus et d'écarter d'autres étiologies connues.

L'évolution de la démence sénile simple est lente et peut s'étendre sur plus d'une dizaine d'années. Si la mémoire, l'orientation temporo-spatiale et l'opérativité sont réduites à néant, les fonctions instrumentales restent assez bien conservées. Le décès est le plus souvent la conséquence d'une affection somatique intercurrente, de type cardiaque ou infectieuse.

La ***presbyophrénie***, qui pourrait être un stade évolutif de la démence sénile simple, a une symptomatologie proche du syndrome de Korsakoff par l'importance et la qualité des troubles mnésiques et par l'intégrité de l'opérativité, de l'instrumentalité et de la motricité.

La ***démence sénile alzheimérisée*** se caractérise par l'apparition progressive, lente ou rapide, sur un tableau de démence sénile simple, d'un syndrome aphaso-apraxo-agnosique, qui suit les stades décrits dans l'analyse structurale des états démentiels. Les conduites motrices se complètent d'une hypertonie d'opposition de plus en plus marquée, de l'aggravation des réflexes archaïques au niveau des mains et des pieds, de réflexes oraux visuel et tactile avec signe des points cardinaux d'André-Thomas, d'un phénomène de O. Pötzl, d'une réaction d'appui plantaire et d'une forme dégradée de syndrome de Balint.

Le patient perd son autonomie, en particulier de

gestion. Il ne sait plus utiliser son image spéculaire. Des itérations motrices apparaissent, en particulier dans la production orale sous forme d'écholalie, de palilalie et de logoclonies. Les crises comitiales peuvent compliquer l'évolution finale. L'électroencéphalogramme est extrêmement désorganisé avec une généralisation des activités les plus lentes, des accidents paroxystiques de type épileptique et parfois des foyers de souffrance cérébrale. L'imagerie médicale montre l'accentuation de l'atrophie cérébrale relevée dans la démence sénile simple. Comme dans cette dernière, c'est une affection intercurrente, qui emporte le patient.

b) Les démences vasculaires. Leur fréquence est à peu près la même que celle des formes tardives de la maladie d'Alzheimer. Les antécédents vasculaires personnels et familiaux y sont fréquents. Leur début et leur évolution sont marqués par des ictus cérébraux plus ou moins régressifs, des états confusionnels transitoires. Les fluctuations de l'état clinique sont une de leurs caractéristiques, de même que l'existence de signes neurologiques d'atteinte des voies et zones corticales spécifiques. La topographie variable des lésions cérébrales explique la multiplicité des tableaux cliniques.

La symptomatologie comportementale, en particulier les modifications de l'instrumentalité, ne permet habituellement pas de retrouver la régularité des atteintes conjointes signalées plus haut. L'orientation temporo-spatiale et la nosognosie sont généralement meilleures que dans les formes tardives de maladie d'Alzheimer. La vigilance est fluctuante et l'humeur labile. L'hyperémotivité est souvent observée. Les stéréotypies et les crises comitiales existent aussi à un stade avancé de l'affection. Il est cependant quelquefois difficile de distinguer sur la seule clinique les formes d'atteinte vasculaire diffuse de celles de la démence sénile simple et de la démence sénile alzheimérisée.

Le liquide céphalo-rachidien est normal. L'électro-encéphalogramme le plus typique serait, d'une part, celui qui met en évidence un tracé désorganisé avec des ondes lentes, en foyer ou non, dans lequel subsiste un rythme alpha. Ce serait, d'autre part, celui qui signale une asymétrie franche soit du rythme de base, soit des anomalies du tracé. Les foyers y sont plus fréquents que dans les formes tardives de la maladie d'Alzheimer. Les dysrythmies paroxystiques rendent compte des signes cliniques de comitialité. Si le CAT-Scan peut indiquer la présence et le degré d'une atrophie cortico-sous-corticale possible, la résonance magnétique (IRM et angio-IRM) a l'avantage de visualiser les foyers vasculaires et leurs localisations. Le débit vasculaire cérébral, la résistance vasculaire et la consommation d'oxygène ne seraient pas significativement différents de ceux des démences séniles. La durée d'évolution est de trois à cinq ans.

c) Les démences mixtes. Elles représentent environ 30 % de tous les états démentiels. Cliniquement, elles combinent la symptomatologie des démences séniles et vasculaires, qui viennent d'être décrites. La chronologie de l'installation de ces deux étiologies est parfois délicate à établir. Les crises comitiales y sont assez fréquentes. La durée de leur évolution est plus proche de celle des démences séniles que des démences vasculaires.

B) *Les états démentiels plus rares, mais bien caractérisés.* — Ce sont la forme précoce ou présénile de maladie d'Alzheimer, la maladie de Pick et l'exceptionnelle maladie de Bayle.

a) La forme précoce ou présénile de la maladie d'Alzheimer. Elle s'installe classiquement avant 65 ans. Elle pourrait répondre à une hérédité dominante. Son tableau clinique est comparable à celui de la démence sénile alzheimérisée, mais la rapidité habituelle de son évolution réalise une sorte de télescopage symptomatique, qui peut rendre problématique la reconnaissance des stades cliniques de la démence sénile alzheimérisée. Le pronostic vital n'y semble pas en jeu, puisqu'on connaît des évolutions de plus de vingt ans. Par contre, le pronostic fonctionnel est rapidement désastreux et demande l'intervention de prises en soins institutionnelles très spécialisées.

b) La maladie de Pick. Elle est autant présénile que sénile dans ses premières manifestations. Sa fréquence est très inférieure à la précédente. Elle semble le plus souvent héréditaire et récessive. Pour les cas sporadiques, on a invoqué le rôle éventuel de virus lents, de phénomènes allergiques hypergiques et de déviations enzymatiques. L'hypothèse d'une altération du métabolisme du zinc a été défendue.

Le début peut être marqué par un trouble thymique, tel que l'indifférence affective ou la moria. Ce peut être aussi un apragmatisme, qui s'aggrave. L'aboulie, les activités compulsives gestuelles ou verbales et les troubles instinctuels sont souvent notés. Les bizarreries du comportement et la perte du sens éthique sont également caractéristiques. Elles sont souvent à l'origine d'actes délictueux. Des crises hypotoniques avec chutes ont été signalées.

Lorsque l'affection est installée, les difficultés de mise en œuvre des capacités cognitives sont frappantes. L'orientation spatiale est plus longtemps conservée que l'orientation temporelle. La difficulté à organiser les événements les uns par rapport aux autres et à utiliser les souvenirs dans une situation actuelle souligne le dysfonctionnement des fonctions dites exécutives. Elle est responsable d'une dyschronologie.

S'il existe une aphasie, elle reste discrète et se limite à un manque du mot et à l'emploi de périphrases d'usage. La dysarthrie peut être présente. D'une façon générale, on observe une réduction du vocabulaire, qui conduit peu à peu au mutisme. Le langage est réduit. La production orale est parasitée par des stéréotypies verbales (écholalie, palilalie) et idéiques. Dans l'écriture, micrographie et paligraphie ne sont pas rares. Dans le dessin, il y a peu d'altération de la représentation spatiale. Le patient tend à accoler au modèle ou à compléter les figures. L'action, qu'elle soit celle de la symbolique conventionnelle, de l'imitation de gestes ou d'utilisation d'objets, n'est habituellement pas atteinte. La difficulté porte surtout sur la mise en action, sur la tenue de l'action et sur la manière dont elle s'achève. Les perturbations psychomotrices la limitent plus que l'apraxie proprement dite. Les réflexes archaïques et les stéréotypies motrices sont, en effet, constants. Ces stéréotypies se présentent sous la forme de déambulation selon un trajet déterminé, de frottements et tapotements des mains, de croisements et décroisements des jambes en position assise, de palikinésie, d'activités bucco-linguo-faciales, de manipulations d'objets et de tendance à porter les objets à la bouche. Sur le plan des conduites alimentaires, il faut mentionner la boulimie et le ***syndrome du pica***, qui est fait de consommation de produits, qui n'y sont pas destinés (savon, fleurs, etc.) et qui n'ont nullement le caractère d'une perversion alimentaire. L'incontinence urinaire et fécale est moins liée à une perte de contrôle des sphincters qu'à une perte des conventions sociales pour satisfaire ses besoins. Elle s'accompagne d'une diminution ou d'une absence totale de pudeur.

L'affection peut évoluer sur une dizaine d'années. Elle peut se compléter de l'apparition d'un syndrome pyramidal et extrapyramidal. L'électroencéphalogramme le plus caractéristique est physiologique, mais une désorganisation de nature variable peut aussi être constatée, alors que le diagnostic sera confirmé par l'histologie. L'imagerie cérébrale montre une atrophie frontale et/ou temporale avec un dilatation des cornes ventriculaires correspondantes.

c) La maladie de Bayle. Appelée aussi paralysie générale, elle a un intérêt historique, puisqu'elle est à l'origine de la recherche au siècle dernier des corrélations anatomo-cliniques en psychiatrie et qu'elle est le premier état démentiel qui a bénéficié d'un traitement efficace. En tant que méningo-encéphalite, elle représentait l'aspect le plus tardif de l'infection syphilitique non ou insuffisamment traitée.

Elle se manifestait par des troubles de l'orientation temporo-spatiale et mnésiques, surtout de l'évocation, avec fabulation puérile. L'attention, le raisonnement et surtout le jugement, étaient précocement atteints. Le patient méconnaissait le caractère morbide de son état. Il était sujet à des actes et à des propos incohérents émis de manière hésitante et dysarthrique, sans respect des convenances morales. Il était gai et enjoué, mais sa thymie était le plus souvent de nature moriatique. Les actes délictueux accomplis sans aucune précaution avaient fréquemment une connotation érotique. Plus évocatrices étaient les idées délirantes mégalomaniaques absurdes, extravagantes, mal systématisées et d'origine plus imaginative qu'hallucinatoire.

Nous n'insisterons pas sur les particularités de l'examen neurologique (dysarthrie, tremblement précoce et constant, particulièrement de la région labio-linguale et dans l'écriture, marche instable, signe d'Argyll-Robertson, hyperréflectivité ostéo-tendineuse), et des examens complémentaires alors entrepris. Nous rappellerons seulement, parmi les formes cliniques, les formes confusionnelles et la forme de Lissauer avec aphaso-apraxo-agnosie.

C) *Les autres états démentiels.* — Ce sont, d'une part, les démences traumatiques et toxiques et, d'autre part, celles liées à quelques affections déjà diagnostiquées, dont les tumeurs cérébrales et diverses maladies neurologiques.

a) Les démences traumatiques. En plus de séquelles neurologiques possibles (aphasie, paralysie, etc.), elles comprennent des perturbations de l'humeur, du caractère, de la mémoire, qui rappellent parfois celles du syndrome de Korsakoff, et un ralentissement idéo-moteur.

Ces états peuvent suivre une longue période de coma ou un état de confusion mentale. Ils peuvent aussi apparaître après un intervalle libre de plusieurs semaines ou mois.

La ***démence des boxeurs professionnels*** est une de ses formes particulières. Elle se manifeste au début par une euphorie immotivée, de l'irritabilité et des colères. Elle se complète d'une dysmnésie et d'une symptomatologie pseudo-parkinsonnienne.

Dans ces démences, l'électroencéphalogramme n'a pas de spécificité. Il peut se normaliser. L'imagerie cérébrale peut montrer une atrophie cérébrale, qui n'a pas de relation constante avec le degré de la démence.

b) Les démences toxiques.

La ***démence alcoolique*** est rare.

Sa *forme habituelle* est faite d'obtusion intellectuelle, de désorientation spatio-temporelle, de baisse du rendement professionnel et de la disparition du sens éthique.

La *pseudo-paralysie générale alcoolique* emprunte la symptomatologie comportementale de la maladie de Bayle, mais n'en a ni les signes neurologiques, ni les signes biologiques.

On doit penser au *syndrome de Marchiafava-Bignami* devant des signes d'atteinte calleuse avec des difficultés de transfert interhémisphérique. C'est le plus souvent une découverte histologique.

Il faut enfin citer les *formes qui succèdent à une encéphalopathie de Gayet-Wernicke* (voir chap. VIII) ou *à un syndrome de Korsakoff.*

La ***démence oxycarbonée*** est actuellement exceptionnelle. Elle comporte une bradypsychie, un manque d'incitation à l'action, des troubles mnésiques et des signes extrapyramidaux.

Signalons les états démentiels consécutifs à l'***intoxication durable de divers métaux*** et ceux qui suivent l'administration, volontaire ou non, de quantités anormales d'***antidiabétiques.***

c) Les démences tumorales et liées à des affections neurologiques déjà diagnostiquées.

Les ***démences tumorales*** peuvent marquer le cours de tumeurs cérébrales connues et traitées. Leur traduction clinique est en relation avec la localisation du processus tumoral. Un syndrome d'hypertension intracrânienne peut l'aggraver.

Dans les états démentiels liés à des affections neurologiques connues, les traits cliniques sont rarement caractéristiques, bien qu'ils répondent à la définition habituelle de la démence.

La ***maladie de Creutzfeld-Jakob*** fait partie des encéphalopathies spongiformes classiquement appelées maladies à virus lent. Son agent causal est un prion. Elle est fatale en moins d'un an. Elle comporte, sur le plan neurologique, des signes pyramidaux et extrapyramidaux, des mouvements anormaux (myoclonies, spasmes oppositionnistes). L'électro-encéphalogramme met en évidence des pointes périodiques typiques. Sur le plan psychiatrique, elle se caractérise par l'apparition d'un état dépressif, qui mène parfois au suicide, un état de confusion mentale et un état démentiel relativement précoce avec, dans sa forme thalamique, une importante composante korsakovienne.

La ***maladie de Gerstmann-Straussler-Scheinker*** est aussi une encéphalopathie spongiforme, qui se transmet sur le mode autosomique dominant. L'état démentiel se manifeste sur un fond de troubles de l'équilibre, de signes extrapyramidaux et de dysarthrie.

La ***chorée de Hutington*** a une symptomatologie, qui, en dehors des signes neurologiques, rappelle celle de la démence sénile alzheimérisée. Les éléments différentiels seraient la nosognosie et la gravité des troubles de l'attention. Le risque suicidaire est toujours présent.

L'***hydrocéphalie normotendue d'Adams et Hakim*** a

pour une origine un obstacle à la circulation et à la résorption du liquide céphalo-rachidien à la base du crâne. On doit y penser devant des troubles de la marche de type apraxique, une incontinence urinaire et une dysmnésie.

La ***maladie des corps de Lewy disséminés*** est une démence de type cortical, qui se manifeste par une aphaso-apraxo-agnosie et des manifestations de type schizophrénique.

La ***maladie de Down ou trisomie 21*** peut maintenant évoluer dans l'âge avancé avec une symptomatologie de type démentiel, dont les lésions histologiques sont identiques à celles de la maladie d'Alzheimer.

Un état démentiel peut aussi se voir dans la ***maladie de Parkinson***, la ***maladie de Wilson***, la ***leucodystrophie tardive***, la ***sclérose en plaques***, la lipidose neuronale tardive ou ***maladie de Kufs***, l'***hérédo-dégénérescence spino-cérébelleuse***, l'***atrophie olivo-ponto-cérébelleuse*** et les ***neuroectodermoses.***

4. **Quelques données neuropathologiques.** — Ces données ne concerneront que les états démentiels les plus fréquents.

Dans les diverses formes de *la maladie d'Alzheimer*, l'atrophie cérébrale est généralement diffuse. Elle est modérée et lisse dans la démence sénile simple. Les ventricules cérébraux sont alors peu dilatés. Elle est massive et dépolie dans la forme présénile et dans la démence sénile alzheimérisée, formes dans lesquelles les ventricules sont largement dilatés.

Histologiquement, on observe des plaques séniles, qui prédominent dans les aires dites d'association. Elles s'observent aussi au niveau des aires sous-corticales (noyaux amygdaliens et hypothalamiques, dont les corps mamillaires).

Dans la démence sénile simple, des dégénérescences neurofibrillaires intraneuronales sont systématiquement mises en évidence au niveau de l'hippocampe, où l'on note des dégénérescences granulo-vacuolaires. La congophilie artériolaire et l'angiopathie dyshorique coexistent souvent. Elles se localisent parfois au niveau de la quatrième couche du cortex occipital.

Dans la forme présénile et la démence sénile alzheimérisée, les lésions élémentaires sont celles de la démence sénile simple, mais les lésions neurofibrillaires ont envahi de façon massive le néocortex. La dégénérescence neurofibrillaire est précédée, au niveau de l'allocortex hippocampique, d'une dégénérescence granulovacuolaire. L'angiopathie congophile ou dyshorique peut aussi être présente.

Dans les *démences vasculaires*, toutes les lésions vasculaires connues peuvent être retrouvées au niveau du parenchyme et des vaisseaux (séquelles d'hémorragie cérébrale, cicatrices de ramollissements, petites nécroses ischémiques, athéromatose, hyalinose artériolaire, atteinte prévalente de la substance blanche, en particulier du centre ovale ou leucoencéphalopathie diffuse, etc.).

La répartition de ces lésions permettent de décrire l'état lacunaire de P. Marie, l'encéphalopathie sous-corticale de Binswanger, l'atrophie granulaire à la jonction des territoires des artères cérébrale antérieure, moyenne et postérieure, la forme occipitale bilatérale de Dide et Botcazo, la forme hippocampique bilatérale et les formes bitemporale interne, bithalamique interne et bifrontale supéro-interne.

L'atrophie de la *maladie de Pick* est le plus souvent fronto-temporale. Le tiers postérieur de la première temporale, le pli courbe et le lobe occipital sont constamment épargnés. Histologiquement, il existe une gliose astrocytaire intense avec des ballonnements neuronaux et des inclusions argentophiles intracytoplasmiques. La substance correspondante est gliosée et démyélinisée. Les faisceaux fronto- et temporo-pontins sont fréquemment atteints. Les noyaux gris centraux sont toujours altérés.

5. **Les problèmes de diagnostic différentiel.** — Au début de l'affection, il peut être difficile de distinguer immédiatement un état dépressif d'une démence, d'autant que les deux états peuvent être associés. En effet, la différence de nature des modifications cognitives observées peut être délicate à établir.

Par ailleurs, lorsque les variables cognitives sont appréciées sur les seules performances, comme c'est le cas lorsque l'on se réfère au modèle de la psychologie différentielle, on assimile trop facilement à tort la *détérioration mentale* et la *détérioration psychométrique* à la démence.

La détérioration psychométrique est établie dans l'échelle de la WAIS (Wechsler Adult Intelligence Scale) en tenant compte de l'âge chronologique du sujet et de l'existence de tests qui tiendraient (information, vocabulaire, assemblage d'objets, complètement d'images) ou qui ne tiendraient pas (mémoire de chiffres, similitudes, code, cubes de Kohs) avec l'âge. Elle ne signe pas la démence, car il n'est nullement prouvé, sauf à titre d'hypothèse à vérifier, qu'elle inclut une atteinte durable de la compétence cognitive et des capacités opératoires.

La détérioration en cause pourrait, en effet, ne représenter qu'une chute passagère de la performance cognitive, telle qu'elle peut se rencontrer dans d'autres affections psychiatriques comme la dépression. Elle est qualitativement différente de ce qui est observé dans la démence et n'est pas pathognomonique de cette affection.

Chapitre VII

LES ÉTATS NÉVROTIQUES ET RÉACTIONNELS

I. — Généralités

A) La névrose, même tardive, a été assimilée à une affection psychique mineure, parce que le patient a généralement conscience de son trouble. Elle peut néanmoins être aussi invalidante qu'une psychose.

Il y a état névrotique chaque fois que le système comportemental adopté par un sujet est la manifestation d'un mode d'adaptation destiné à masquer certaines de ses conduites ou les dériver. Les manifestations subjectives y seraient prépondérantes et la lutte contre l'anxiété et l'angoisse habituelle.

Effectivement, ces deux derniers symptômes sont les éléments majeurs de la névrose. L'*anxiété* est un état d'alerte, qui repose sur une inquiétude permanente sans support défini, mais qui peut se matérialiser sous n'importe quel prétexte. Elle se distingue de la *peur* attachée à un objet, qui détermine la fuite ou l'attaque. L'*angoisse* est également libre et flottante. Elle se différencie de l'anxiété par le fait qu'elle s'accompagne de symptômes physiques, tels que palpitations, douleurs pseudo-angineuses, dyspnée, spasmes pharyngés ou digestifs, pollakiurie, vertiges, etc. Il existe aussi des équivalents somatiques de l'angoisse, tels que les terreurs nocturnes, les vertiges, les phénomènes neurovégétatifs.

Cette symptomatologie est d'ailleurs plus facilement compréhensible dans son enchaînement que dans toute autre forme d'affection mentale. Elle est plus directement liée à l'histoire personnelle des patients. Il serait cependant tout aussi absurde, comme cela a déjà été affirmé, de réfuter toute participation de la constitution à leur déterminisme que de tenir les psychoses pour l'expression exclusive du génome.

B) Peuvent alors être cliniquement décrites une forme indifférenciée représentée par la névrose d'angoisse d'une part et des formes relativement structurées, que sont les névroses hystérique, obsessionnelle et phobique d'autre part.

L'âge avancé peut y ajouter une coloration propre. Celle-ci reste liée aux traits spécifiques de l'anxiété et de l'angoisse, qui s'y manifestent lors du vieillissement et particulièrement lors du vieillissement dans la vieillesse.

Il y a alors lieu de décrire deux formes de souffrance névrotique :

a / celle basée sur le souvenir d'une situation de danger, qui est la résurgence clinique d'une névrose ancienne ;

b / et celle du moment, qui signe la névrose actuelle, dont l'expression directe a pu être attribuée à un fléchissement de la mentalisation.

On a décrit des troubles de la personnalité isolés ou associés aux névroses correspondantes : les personnalités évitante, psychasthénique et histrionique. Les altérations caractérielles, qui en découlent, font partie intégrante de l'état névrotique ou des états réactionnels ou transactionnels qui les expriment.

II. — Le vieillissement des névroses ou les névroses vieillies

Nous n'aurons en vue ici que les formes les plus typiques que sont la névrose obsessionnelle, la névrose phobique, la névrose hystérique et la névrose de caractère.

1. **La névrose obsessionnelle.** — Elle se définit par la survenue d'obsessions et de compulsions sur fond de personnalité spéciale ou psychopathique en l'absence de toute autre affection psychique établie.

Les *obsessions* se caractérisent par l'intrusion dans la pensée d'une idée, d'un éprouvé ou d'une attirance, qui, considérés comme morbides par le patient, s'imposent à lui. Elles surviennent de manière imprévue indépendamment des circonstances extérieures. Elles résistent aux efforts qu'il met en œuvre pour s'en libérer et restent incoercibles.

Leur contenu peut être d'ordre idéatif, impulsif ou phobique. Ce sont, dans le premier cas, des ruminations incessantes à caractère interrogatif et soumises à un doute permanent, auquel le sujet ne peut se soustraire. C'est, dans le deuxième, la crainte de commettre un acte absurde, immoral, voir criminel. Ce peut être aussi une peur invincible d'objets ou de situations représentées (contamination, souillure, affections diverses, etc.).

Les *compulsions* sont des actes, que le sujet ne peut, quels que soient leurs caractères, s'empêcher d'accomplir. Contrairement aux rites conjuratoires, ils s'inscrivent dans la logique des obsessions. Le passage à l'acte, qui est généralement rare, semble soulager momentanément le sujet de son anxiété ou de son angoisse, qui s'aggravent quand il y résiste.

Les *rites conjuratoires* sont des rituels parfois complexes censés éloigner magiquement les obsessions. Ils sont plus structurés et plus astreignants que les actes de superstition. Ils se reproduisent aussi plus souvent.

La névrose obsessionnelle se développe habituellement sur des personnalités dites compulsives et psychasthéniques. Tout imprévu doit être exclu. Le perfectionnisme imprègne le détail d'actions elles-mêmes marquées du doute et de l'indécision et teintées d'un sentiment d'incomplétude. La répétition de l'acte prime la créativité. Les relations restent impersonnelles. Elles sollicitent peu l'affectivité.

La névrose obsessionnelle peut être extrêmement invalidante. Son évolution s'étend généralement dans le temps. Elle est sujette à des recrudescences épisodiques et émaillée d'épisodes dépressifs, qui conduisent parfois à des sentiments passagers de dépersonnalisation et même tardivement au suicide.

Avec l'âge, la construction névrotique semble cependant perdre de sa souplesse. Les manifestations symptomatiques paraissent s'appauvrir, perdre leur intensité et restreindre leur impact sur la vie de tous les jours. Les actes indésirables prennent un caractère monotone. Les rituels se fixent. L'isolement s'aggrave. L'intérêt pour l'environnement diminue. La souffrance du sujet, qui persiste, est extérieurement moins évidente.

2. **La névrose phobique.** — La *phobie* est une crainte induite pour soi et rarement au sujet des autres, qui est provoquée par un objet ou une situation n'ayant pas un caractère dangereux en tant que tel. Bien que critiquée, elle ne peut être maîtrisée par la seule volonté. Elle est évitable et peut être conjurée par des aménagements. Elle est contraignante. Elle s'accompagne de rites compulsifs destinés à la contrôler. Elle s'atténue lorsque le sujet n'est pas seul. Elle n'est pas due à la fixation passagère, par association, d'une angoisse flottante.

L'*agoraphobie* est la plus fréquente des phobies. Elle désigne la peur des lieux publics, des transports collectifs, de la foule, de se trouver isolé dans certains lieux (tunnel, pont, ascenseur). Elle peut diminuer lorsqu'il y a possibilité de fuite. Elle est souvent secondaire à des crises d'angoisse. Elle peut y rester associée et s'accompagner d'autres phobies et de dépression. Elle survient souvent chez une personnalité timide, dépendante, faussement passive, puisque capable de mobiliser autour d'elle l'entourage et parfois paradoxalement débordante d'activités. Elle peut entraîner une réduction sévère de la vie sociale. Elle a un cours fluctuant avec des phases d'amélioration et d'exacerbation. Elle est soumise aux risques de l'abus de substances toxiques (alcool, tranquillisants, drogues).

Les expressions de la phobie sont multiples. Elles peuvent porter sur les animaux, les objets pointus et tranchants, une affection quelconque, etc. Elles sont dites sociales quand elles relèvent de la peur à paraître en public, de passer un examen, de rougir, de critiquer autrui.

La symptomatologie semble devenir plus floue dans l'âge. Elle est toutefois trompeuse. La personne âgée invoque souvent des troubles organiques (hypertension artérielle, rhumatisme, etc.) pour ne plus réaliser certaines activités. Cette symptomatologie se conjugue fréquemment avec l'obsession. Il est toujours nécessaire de la démasquer derrière des plaintes de difficultés matérielles, une fatigue inexpliquée ou une somatisation alléguée.

3. **La névrose hystérique.** — C'est une affection qui infiltre toute la vie relationnelle, surtout celle de la femme. Quand l'autre ne répond pas à l'attente de l'hystérique, ce dernier en éprouve une grande souffrance génératrice de symptômes fonctionnels, en particulier de conversions somatiques et de phénomènes de dissociation psychique.

L'hystérique a une grande avidité affective, mais supporte mal la proximité relationnelle. Il cherche ainsi à se faire remarquer et à séduire. Il emprunte souvent les rôles de l'autre sexe, de l'enfant ou d'un personnage dicté par la mode. Il a des conduites théâtrales et est éminemment suggestible. Il est victime d'une exagération brutale de l'expression de ses émotions. S'il ne réussit pas dans ses efforts pour prendre la place qu'il veut occuper, il se déprime ou se montre persécuté et cherche à culpabiliser l'autre. Ailleurs, il se sert de l'agressivité pour mettre l'autre à la bonne distance. Il est, de ce point de vue, un habile manipulateur de situations. Sur le plan sexuel, on observe un écart entre l'attachement affectif, la réalisation de l'acte et la satisfaction sexuelle.

L'émergence des symptômes suit une longue période de conflits. Elle soulage le patient et mobilise l'entourage. Le symptôme, qui n'a aucune objectivité organique, est cependant vécu comme réel. Il n'est ni simulé, ni soumis à la volonté. Il est peu anxiogène par lui-même. Il laisse le sujet relativement indifférent. Il écarte momentanément la situation conflictuelle et permet au patient de tirer profit de sa nouvelle situation apparente de malade.

Le symptôme prend rarement la forme de la grande crise de Charcot avec sensation de striction pharyngée, perte de connaissance, agitation convulsive désordonnée, récupération avec maintien d'attitudes cocasses et extravagantes. Il apparaît parfois sous la forme d'accès léthargiques. Son registre est souvent celui des paralysies, des contractures musculaires, des troubles de l'équilibre et des mouvements anormaux, des zones anesthésiques, des algies multiples hors des territoires habituels, des céphalées, de la baisse de la vue et de l'acuité auditive, de l'anosmie et de la dysgueusie, de l'aphonie et de divers autres spasmes (œsophagien, vésical, vaginal, etc.).

On parle de dissociation psychique devant la présence d'une perte brutale et fréquemment sélective de la mémoire allant jusqu'à la perte d'identité avec fugue et prise d'identités nouvelles, ainsi que devant certaines conduites somnambuliques, qui sont caractérisées par l'existence d'un automatisme moteur particulièrement élaboré, mais ne se produisent pas pendant les phases 3 et 4 du sommeil.

Ces symptômes frappent par leur côté spectaculaire, leur brève durée et leur interruption brusque sous l'influence d'un événements nouveau ou de la suggestion. Ils sont rarement invalidants. Ils sont susceptibles de se chroniciser ***(syndrome de Briquet)*** et de subir l'effet de traitements médicaux ou chirurgicaux inutiles. Ils prennent parfois le relais de séquelles consolidées d'un traumatisme et évoluer vers des conduites franchement paranoïaques. Ils peuvent aboutir à un épisode d'allure schizophrénique.

Pour K. Ernst (1965), les symptômes hystériques diminuent d'importance dans l'âge avancé. Ils sont voilés et imprécis. Les manifestations psychosomatiques tendraient à les remplacer. Toutefois, les affections psychosomatiques classiques (asthme, ulcère de l'estomac, colite, etc.) y seraient moins fréquentes que chez l'adulte jeune.

4. **La névrose de caractère.** — Les traits caractériels, qui contribuent à qualifier le fonctionnement névrotique de l'individu, quels que soient leur intensité ou leur permanence, se spécifient par leur capacité à se traduire en actes. Cette organisation, qui est généralement qualifiée de pauvre, vieillit comme elle s'est toujours présentée, c'est-à-dire sans beaucoup d'éclat avec une sorte d'affaiblissement du seuil de la réaction agie.

III. — Les névroses actuelles

Il s'agit essentiellement de la névrose d'angoisse, de l'hypochondrie et de la neurasthénie.

1. **La névrose d'angoisse.** — Elle désigne l'association d'une anxiété généralisée à des crises d'angoisse (dites ailleurs attaques de panique).

La névrose d'angoisse est fréquente chez l'âgé, surtout chez la femme. Elle évolue de manière irrégulière avec des phases de rémission et d'exacerbation, qui restent dépendantes des événements de l'existence. Le surmenage, le stress et l'abus d'excitants (café, alcool) l'aggravent. Elle peut laisser des symptômes invalidants. Elle se complique volontiers d'un état dépressif, de tentatives de suicide et de toxicomanies diverses. Elle peut se prolonger dans une forme de névrose plus structurée.

2. **L'hypocondrie.** — Elle se caractérise par la crainte d'une affection somatique, fréquemment centrée sur le dysfonctionnement plus supposé que réel d'un organe ou d'une fonction de l'organisme, en particulier de l'appareil digestif.

Cette crainte s'exprime sous la forme d'une plainte répétée constamment de façon monotone. Elle devient une manière d'être de l'âgé. Elle est à l'origine d'une surconsommation médicamenteuse et d'appels à des thérapeutiques additionnelles les plus variées. S'il y a atteinte somatique prouvée, sa gravité, ses inconvénients et la souffrance qui en résulte sont exagérément invoqués, surtout à l'occasion d'un conflit avec l'entourage. C'est cette exagération qui doit alerter le clinicien. Le recours à des examens complémentaires peut accroître l'inquiétude si leur importance ou leur limitation ne sont pas convenablement négociées. La dépression est souvent à l'arrière-plan de cet état. L'élaboration du contenu de la plainte doit être abordée avec beaucoup de doigté. Le médecin est souvent investi de qualités exceptionnelles ou considéré comme incapable.

3. **La neurasthénie.** — Elle se traduit par une asthénie durable ou la recrudescence d'une asthénie depuis longtemps connue dans la vie du patient, qui est rendue responsable de son mal-être général actuel lié, en fait, à des insatisfactions vitales. Le sujet à la dérive semble se complaire dans son état. Il garde constamment l'impression d'exister sans aucune raison valable et de n'exister pour personne malgré la réalité d'un entourage présent et attentif. Il reste douloureusement

seul à la recherche d'une personne susceptible de l'écouter. De cette écoute, il ne tirera la plupart du temps que des retombées secondaires, qui ne sont pas toutes bénéfiques, sans corriger l'état de fond.

IV. — Les conduites de régression

Elles se manifestent, chez l'âgé, par l'apparition parfois extrêmement rapide d'un état de dépendance, qui ne s'explique pas par une quelconque altération physique de l'organisme.

Le patient reste alité, le plus souvent recroquevillé sur lui-même. Il paraît perdu, lointain, anéanti, impuissant. Cette situation a sa propre dynamique. Elle semble permettre au patient, en l'aidant à rejoindre une position de réassurance nécessaire, d'y percevoir le sentiment de sa cohérence et de sa continuité et ainsi de mieux contrôler un événement qui lui est particulièrement pénible. Si on la respecte en partie, elle paraît autoriser le patient à se retrouver et à réinvestir différemment une réalité extérieure momentanément insupportable.

V. — Remarques psychopathologiques

Comme les définitions les plus classiques de l'état névrotique font appel à la physiopathologie, elles sont condamnées à se modifier avec cette dernière. Dans cet ordre d'idées, l'organisation des connaissances psychiatriques, cliniques et thérapeutiques, s'est toujours faite, depuis le XVIIIe siècle, en distinguant systématiquement les activités cognitives, conatives et affectives. Mais leurs relations réciproques ont été soumises à dure épreuve.

C'est ainsi qu'ont pu être observées, avec S. Freud ou sous son influence, la subordination de la cognition à l'affectivité et, avec Murray, R. B. Cattell, E. H. Erickson et I. Bieber, l'invasion de l'affectivité par la cognition. Dans cette évolution, J. Piaget a marqué son originalité en indiquant qu'il y avait un parallélisme évolutif entre la cognition et l'affectivité et que c'était dans l'effet progressif d'une décentration que se trouvait leur rapprochement. L'énergétique, fait de besoins et d'intérêts inhérents à toute conduite, y serait essentiellement une adaptation cognitive avec les pôles d'assimilation et d'accommodation, dont l'équilibre engendre différentes structures caractérisant les stades du développement mental. L'assimilation affective se manifeste dans l'intérêt pour les choses connues et l'accommodation affective dans l'intérêt pour les choses nouvelles. Mais l'affectivité ne peut pas, par elle-même, créer des structures. Elle ne peut qu'entraver, lorsqu'elle est atteinte, la structuration et le fonctionnement cognitif.

On peut alors se demander si le cognitivisme ne peut pas fournir, comme le rappelle R. Tissot (1980), d'autres modèles explicatifs du choix des symptômes aussi, voire plus satisfaisants, que celui toujours envahissant, dans ce domaine, de la métapsychologie.

Chapitre VIII

ALCOOLISME ET PSYCHIATRIE GÉRIATRIQUE

Comme le précisait P. Fouquet (1955), le sujet devient alcoolique, lorsqu'il a perdu sa liberté vis-à-vis de l'alcool, c'est-à-dire quand il perd tout contrôle dès qu'il commence à boire et devient incapable de s'arrêter avant d'éviter l'incident ou l'accident. Il l'est aussi parce qu'il ne peut plus s'abstenir de boire sans ressentir très rapidement des effets de manque (irritabilité, tremblements, anxiété). La dépendance qui s'ensuit peut précéder une affection mentale. Elle peut aussi l'accompagner ou la provoquer par l'intermédiaire ou non d'une atteinte somatique liée directement à l'alcool.

L'entrée dans l'alcoolisme ainsi défini est très variable. L'alcoolisme est dit *primaire*, lorsque l'apparition des premiers symptômes est en relation directe avec l'abus d'alcool (avec ou sans dépendance). Il est dit *secondaire*, lorsque la consommation excessive d'alcool survient après les manifestations d'une affection psychique. Cela n'implique pas, en l'état présent des connaissances, de lien causal entre l'affection psychique et l'alcoolisme.

L'alcoolisme peut commencer dans la jeunesse et se poursuivre durant toute la vie, y compris dans l'âge avancé. Il s'agit alors pour la personne âgée d'un *alcoolisme vieilli*, dont les conséquences s'atténueraient avec le vieillissement sans obligatoirement être liées à une abstinence totale. Il peut être entrecoupé de périodes plus ou moins longues d'abstinence. Il peut, au contraire, n'apparaître que dans le troisième âge sans aucun antécédent d'abus de boisson. Il s'agit alors d'un *alcoolisme tardif*, qui représente environ le tiers des cas d'alcoolodépendance.

L'intervention du psychiatre de l'âgé peut être demandée pour les conséquences psychiatriques d'un alcoolisme aigu ou chronique, pour une affection psychique, qui s'enrichit ou se complique d'un alcoolisme, voire pour des troubles du comportement, qui gênent l'intégration sociale, ne sont plus tolérés par l'entourage ou le milieu social et peuvent même masquer un trouble psychiatrique.

En psychiatrie gériatrique, l'alcoolisme se rencontre actuellement de plus en plus souvent, aussi bien chez l'homme que chez la femme. La forme la plus habituelle est souvent concomitante d'une toxicomanie médicamenteuse, en général aux anxiolytiques. Il s'agit de la classique *alcoolose* ou *névrose alcoolique*. L'alcoolisme de l'âge avancé est toutefois différent selon qu'il se déroule dans le contexte d'une vie solitaire, familiale ou institutionnelle, qui, selon les possibilités d'appuis pour le patient, autorisent un contrôle différencié de l'absorption démesurée d'alcool. Mais il est presque constamment associé à un profond état dépressif.

Le diagnostic clinique de l'alcoolisme est parfois difficile. Les quantités absorbées peuvent être trompeuses, car fréquemment modérées. L'alcoolisme peut être nié non seulement par le patient, mais aussi par son entourage. Il est souvent accompli seul. Les perturbations qui en résultent sont également moins visibles. Elles sont parfois mieux tolérées parce que le sujet est âgé. C'est pourquoi, en l'absence de stigmates connus de l'imprégnation alcoolique, il est nécessaire d'être attentif à toute modification récente du caractère, à l'apparition d'anxiété et d'irritabilité, au repli sur soi, à une atteinte thymique ou cognitive, à une insomnie rebelle, à des propos et des actes agressifs, à une négligence de l'hygiène habituelle de vie, surtout s'il existe des variations comportementales dans la même journée ou d'une journée à l'autre. Des examens biologiques, en particulier hépatiques, pourront étayer ce soupçon diagnostique. En raison d'une comorbidité courante, une affection thymique ou névrotique associée sera systématiquement recherchée.

Les complications psychiatriques observées peuvent, chez l'âgé, se manifester assez rapidement après le début de l'excès de boisson. Elles peuvent apparaître de manière aiguë, telle l'ivresse simple ou pathologique avec états crépusculaires ou confusionnels transitoires, voire coma éthylique. Les accidents de sevrage peuvent se présenter sous la forme de tremblements matinaux avec état d'inquiétude, d'irritabilité et d'hyperémotivité, de crises épileptiques généralisées, d'un état hallucinosique ou proprement hallucinatoire et d'un *delirium tremens*. La carence nutritionnelle, dans laquelle l'avitaminose joue un rôle prépondérant, peut être à l'origine d'états délirants chroniques, dont l'aspect le plus fréquent est celui de la psychose hallucinatoire chronique. Sa responsabilité est aussi en cause dans l'encéphalopathie de Gayet-Wernicke et la psychopolynévrite de Korsakoff.

L'encéphalopathie de Gayet-Wernicke a un début relativement aigu. Elle se présente sous la forme d'un état confusionnel avec parfois fabulations et fausses reconnaissances. On peut y observer une hypertonie d'opposition, un syndrome cérébelleux avec ataxie, un nystagmus. Plus caractéristique est la paralysie de la IIIe ou de la VIe paire crânienne. La psychopolynévrite de Korsakoff associe une polynévrite des membres inférieurs à un syndrome de Korsakoff (voir chap. VI).

L'alcoolisme chronique peut encore conduire à un état démentiel. Ce dernier peut affecter la forme classique de la pseudo-paralysie générale alcoolique lorsqu'il présente un tremblement, un embarras de la parole, une indifférence béate, ainsi qu'une inégalité ou irrégularité pupillaire. Il peut encore être du type encéphalopathie hépatique chronique (confusion calme, odeur particulière de l'haleine, asterixis ou *flapping tremor*, hypertonie plastique), maladie de Marchiafava-Bignami (avec une symptomatologie calleuse) ou prendre un aspect pickoïde, c'est-à-dire empruntant une symptomatologie connue dans la maladie de Pick.

Chapitre IX

LES TROUBLES PSYCHIATRIQUES ASSOCIÉS A UNE AFFECTION ORGANIQUE AUTRE QUE DÉMENTIELLE

I. — La symptomatologie psychiatrique comme première manifestation d'une affection somatique

Il est important de souligner d'emblée que, si l'influence du psychisme dans la production de certaines affections somatiques n'est plus à prouver, il peut être moins clair que certains symptômes psychiatriques sont parfois le témoin d'affections somatiques évolutives par ailleurs insoupçonnées.

Cette possibilité doit être évoquée devant quelques caractéristiques psychiques particulières du tableau clinique, qu'il est toujours nécessaire d'argumenter par un examen clinique et paraclinique spécialement orienté.

Parmi ces caractéristiques, nous retiendrons :

a / une rupture psychiatriquement inexpliquée entre les conduites actuelles et la personnalité antérieure du sujet ;

b / une atypie de la symptomatologie psychiatrique ;

c / une fluctuation rapide et continue de l'état psychique ;

d / un syndrome confusionnel ;

e / l'apparition de certains troubles thymiques ou de la conscience ;

f / des phénomènes neurologiques d'accompagnement de la séméiologie comportementale.

1. **La rupture entre les conduites actuelles et la personnalité antérieure du sujet.** — La personnalité est la manière d'être, de penser et d'agir la plus habituelle d'un sujet, qui détermine un profil comportemental spécifique, qui l'identifie et qui fait qu'il est lui et non un autre.

Une variation inattendue et relativement rapide de ce profil, si elle ne peut être rapportée à des événements circonstanciels ou à une affection psychique précise, doit, si elle est durable, être prise en considération pour penser à un problème somatique sous-jacent.

Il peut s'agir, par exemple, d'un changement de l'humeur ou du caractère, de conduites sociales inadéquates ou réprouvées, de fréquentations douteuses ou d'abus de boisson, de médicaments ou autres toxiques.

2. **L'atypie de la symptomatologie psychiatrique.** — Dans certains cas, l'affection somatique peut d'emblée être pressentie. C'est le cas, par exemple, du syndrome asthénothymique du vieillard déjà décrit. La difficulté de rapprocher le tableau clinique observé du cadre sus-indiqué force certes la réflexion médicale et met en cause la fiabilité momentanée de la connaissance employée. Mais si l'on ne peut trouver au tableau clinique une explication valable dans le savoir psychiatrique courant, il faut aussi ne jamais omettre, en dernier ressort, de suspecter la présence d'une atteinte somatique.

3. **La fluctuation rapide et continue de l'état psychique.** — La difficile maîtrise de cette fluctuation doit rendre attentif aux facteurs généraux de l'atteinte organique, tels que la fièvre, l'inappétence, la perte de poids et déclencher une étude précise de l'état des différents systèmes fonctionnels de l'organisme.

4. **Le syndrome confusionnel.** — Nous avons insisté dans le chapitre VI, qui lui est spécifiquement consacré, sur le fait que le premier réflexe médical devant un état de confusion mentale est de chercher une cause soma-

tique. Il ne faut faire appel à la cause proprement psychique qu'en dernier lieu et après avoir épuisé toutes les ressources raisonnables de la médecine interne.

5. **L'apparition de certains troubles thymiques et de la conscience.** — Nous faisons allusion à l'intrusion d'un état d'anxiété incoercible, d'une perplexité teintée d'irritabilité, de labilité émotionnelle, de troubles de la vigilance, qui peuvent aller de la banale somnolence à un état d'obnubilation ou d'obtusion mentale, de stupeur, voire de coma.

6. **Des phénomènes neurologiques d'accompagnement de la séméiologie comportementale.** — Ils peuvent répondre soit à des signes d'atteinte cérébrale focale, soit à des signes d'atteinte cérébrale diffuse, tout en épargnant les conduites opératoires. Ils peuvent se présenter essentiellement sous la forme de manifestations isolées, telles que tremblements, myoclonies ou crises comitiales.

II. — Les affections somatiques en cause

Les affections organiques autres que démentielles, qui peuvent provoquer des troubles psychiatriques, sont de plusieurs ordres. Nous ne mentionnerons que les plus marquantes et celles qui peuvent être soupçonnées d'abord sur une symptomatologie psychiatrique. Nous avons déjà cité dans le chapitre VI les affections auxquelles il faut penser lorsque l'état confusionnel est l'élément essentiel du tableau clinique. Devant une symptomatologie psychique moins ciblée, il faudra évoquer les affections qui suivent.

1. **Les affections nutritionnelles.** — Il s'agit essentiellement des déficiences en vitamine B12, acide folique, thiamine (vitamine B1), pyridoxine (vitamine B6) et acide nicotinique (vitamine PP).

Dans l'anémie de Biermer, on observe un état d'apathie. Le patient est déprimé, irritable et présente des troubles mnésiques. Parfois, dominent une confusion mentale, des illusions ou hallucinations visuelles et auditives, des symptômes maniaques et une interprétativité pathologique. Ces troubles peuvent aussi s'observer dans l'hypovitaminose B12 sans anémie, d'où l'importance de savoir effectuer un dosage de cette vitamine en cas de doute.

Dans la déficience en acide folique, la dépression a été signalée et certains schizophrènes ont pu être améliorés lors de sa correction.

L'effet de la thiamine sur l'état confusionnel de l'encéphalopathie de Gayet-Wernicke est bien connu. Son administration, d'abord par voie parentérale, puis par voie orale, est impérative et immédiate dès l'évocation de ce diagnostic.

La pyridoxine permet parfois de corriger asthénie, nervosité et irritabilité. La déficience en acide nicotinique serait responsable de fatigabilité, de troubles de la concentration et de la mémoire, d'anxiété, de tendances dépressives et d'insomnie. Parfois, elle se traduit par un état psychique aigu avec état maniaque et délirant avec possibles phénomènes psychosensoriels.

2. **Les affections endocriniennes.** — Parmi les plus fréquentes de ces affections, l'hyperglycémie peut entraîner des manifestations psychiques aspécifiques, telles que confusion, stupeur et coma. L'hypoglycémie peut aggraver un état névrotique ou psychotique connu. Dans l'hypoglycémie aiguë liée à un traitement insulinique ou dans les suites d'une gastrectomie, l'anxiété, l'irritabilité, l'agitation avec attitudes hystéroïdes, cris ou accès narcoleptique, peuvent accompagner la symptomatologie physique. Dans d'autres cas, la difficulté à accomplir les tâches habituelles, l'instabilité émotionnelle, les troubles de la personnalité, les hallucinations, les troubles confuso-oniriques peuvent annoncer de plus graves troubles de la vigilance.

L'hypothyroïdie provoque un ralentissement psychomoteur, une perte d'intérêt ou d'initiative, un état dépressivo-anxieux ou d'excitation avec irritabilité et agitation. Les états délirants et hallucinatoires ne sont pas rares. L'hyperthyroïdie peut être à l'origine d'anxiété, d'instabilité motrice et d'insomnie. L'humeur est fréquemment atteinte sous la forme d'un état maniaque ou hypomaniaque. Dans les crises aiguës, le tableau peut être dominé par la confusion mentale et l'agitation.

L'hypoparathyroïdie entraîne des troubles émotionnels, de l'instabilité, un comportement schizoïde ou d'apparence névrotique. L'hyperparathyroïdie peut s'associer à une grande lassitude, un changement de la personnalité, un état franchement dépressif avec conduite suicidaire, plus rarement un délire aigu.

L'hypocorticisme surrénalien d'installation lente donne un tableau fait d'apathie, de dépression avec négativisme et repli sur soi, mais l'euphorie est possible. L'état psychotique aigu est plus rare. L'insuffisance surrénale aiguë peut provoquer un tableau trompeur proche de la confusion mentale. L'hypercorticisme est habituellement à l'origine d'euphorie, d'anxiété, d'irritabilité et d'insomnie. L'accès mélancolique, plus rarement maniaque, la confusion mentale ou l'état hallucinatoire aigu peuvent s'y associer par bouffées.

3. **Les états toxico-métaboliques.** — Ils concernent tout d'abord les troubles des électrolytes, de l'eau et de l'équilibre acido-basique.

L'hypokaliémie s'accompagne de fatigue importante et parfois, dans les cas sévères, d'irritabilité, de dépression, de somnolence, de confusion et plus exceptionnellement d'un délire avec hallucinations.

L'hyponatrémie s'associe dans les cas légers avec de la faiblesse, de la léthargie, de la détérioration intellectuelle et des tendances dépressives. Plus tard, apparaissent l'état confusionnel, les états délirants hallucinatoires, l'atteinte de la conscience qui peut aboutir au coma. Dans l'hypernatrémie, sont observées la faiblesse musculaire et les crises convulsives, qui peuvent survenir lors de la réhydratation. Du point de vue proprement psychiatrique, les troubles de l'attention, l'irritabilité, l'angoisse, la désorientation temporo-spatiale et l'état dépressif se complètent de délires avec hallucinations visuelles et de troubles de la vigilance conduisant aussi au coma. Ces troubles liés à l'hypo- et à l'hypernatrémie dépendent de la rapidité d'installation des perturbations électrolytiques.

L'hypomagnésiémie entraîne surtout des troubles fonctionnels de type névrotique. La personnalité du sujet est souvent qualifiée d'hystérique. Prédominent l'anxiété, la sensibilité émotive et l'irritabilité. On peut aussi observer des états psychasthéniques et dépressifs, dans lesquels les plaintes hypochondriaques sont fréquentes. Les états délirants sont exceptionnels. Dans l'hypermagnésiémie, en dehors d'un état léthargique qui s'aggrave, il n'existe pas de manifestations psychiques particulières.

Dans l'acidose, le fait dominant est l'aggravation du niveau de conscience. On a cependant signalé des cas d'hallucinations. L'alcalose se manifeste également par l'atteinte de la vigilance avec état de panique, voire agressivité et violence.

Dans certaines affections, telles les insuffisances hépatique et rénale, les manifestations psychiatriques colorent un tableau somatique connu. Il en est de même pour l'intolérance à certains médicaments. Nous ne nous y arrêterons pas. Par contre, c'est une symptomatologie psychiatrique, qui peut être à l'origine de la découverte du trouble métabolique particulier, que représente la porphyrie. Le patient a souvent une longue histoire de troubles digestifs qui ont parfois justifié une intervention chirurgicale, de nervosisme, d'instabilité émotionnelle et de comportements hystériformes. Le délire, les hallucinations et la confusion mentale sont fréquents. Il peut exister aussi un état dépressif sévère.

Chapitre X

LE TRAITEMENT DES AFFECTIONS MENTALES DE L'AGÉ

En psychiatrie gériatrique, le préalable à toute action thérapeutique est de traiter les problèmes somatiques éventuels et de s'assurer du bon état physique et de l'hygiène de vie correcte de la personne, qui en sera le bénéficiaire.

Il est ensuite nécessaire, comme cela a déjà été précisé, de mettre en fonction physique et psychique tout ce qui peut et doit fonctionner. Dans cette optique, il est indispensable de valoriser les capacités du patient plutôt que de souligner ses incapacités. Il est aussi nécessaire de lui proposer la manière de les mieux utiliser. Il faut ensuite, dans certaines circonstances, tenter avec lui de modifier ou de réduire à l'essentiel le besoin lié, avant l'apparition de l'affection, à l'usage de ses capacités. En effet, chaque individu, même malade, n'a pas besoin de tous les moyens dont il dispose pour mener une action. Il doit apprendre à employer à minima et à bon escient ceux qu'il détient encore. C'est seulement enfin que le thérapeute essaiera de lui faire recouvrir, autant que faire se peut, quelques-unes de ses capacités perdues.

I. — Les instruments thérapeutiques à disposition

Au-delà de la structuration fonctionnelle du corps soignant et de l'usage thérapeutique qui peut être fait de n'importe quelle architecture accueillant le patient âgé, les principaux instruments thérapeutiques à disposition sont les médicaments psychopharmacologiques, les psychothérapies et les traitements plus composites que sont l'agrypnie, la photothérapie, l'électronarcose et le pack. Chaque profession de santé a également ses propres modalités d'intervention thérapeutique.

1. **Les médicaments psychopharmacologiques.** — Les médicaments font partie des moyens biologiques disponibles pour soigner divers troubles psychiatriques. Ils peuvent être classés en fonction de leurs effets cliniques majeurs : antidépresseurs, tranquillisants et somnifères, neuroleptiques, stabilisateurs de l'humeur.

a) Les *antidépresseurs* relèvent l'humeur et permettent au sujet d'utiliser à nouveau ses possibilités momentanément inhibées. Ils agissent au niveau cérébral en modifiant l'activité fonctionnelle des monoamines, neuromédiateurs perturbés dans la dépression (noradrénaline et sérotonine).

Les médicaments les plus anciens sont actifs, soit sur les deux monoamines, soit principalement sur la noradrénaline, mais d'autres neuromédiateurs sont également impliqués, d'où probablement l'importance des effets secondaires.

La nouvelle génération d'antidépresseurs est plus sélective, sérotonine seule, ou noradrénaline et sérotonine sans action sur d'autres sites. Son efficacité est comparable à celle des anciens, mais les effets secondaires sont nettement moindres, d'où un confort augmenté lors de leur emploi.

Ces médicaments sont utilisés dans les dépressions, mais aussi dans les attaques de panique, les troubles obsessionnels-compulsifs et les douleurs chroniques.

b) Les *tranquillisants* et les *somnifères* sont en majorité des benzodiazépines, qui diminuent l'anxiété, induisent et maintiennent le sommeil, provoquent une myorelaxation et sont anticonvulsivants. Ces effets varient selon les produits, mais surtout selon les doses. Ils ont des récepteurs cérébraux spécifiques. Ils peuvent malheureusement créer une dépendance, entraîner des signes de sevrage lorsque l'on interrompt leur administration, favoriser les apnées du sommeil et avoir quelques conséquences désagréables selon les sujets (troubles mnésiques, sédation trop marquée).

Les médicaments non benzodiazépiniques sont peu nombreux, d'où l'emploi de certains neuroleptiques sédatifs à faible dose.

c) Les *neuroleptiques* ont une double action, variable selon les produits : antipsychotique (diminution des activités délirantes) et sédative (réduction de l'angoisse et des troubles du comportement). Ils agissent au niveau central en bloquant la transmission post-synaptique de la dopamine, d'où l'apparition d'un certain nombre d'effets secondaires.

Les neuroleptiques atypiques constituent une classe intéressante, car ils ont moins d'effets secondaires, tout en conservant une efficacité utile.

Ces médicaments sont indiqués lors d'états schizophréniques et délirants, d'états maniaques et de graves troubles du comportement.

d) Les *stabilisateurs de l'humeur* (lithium et ses alternatives) sont les seuls médicaments comportant une visée prophylactique, c'est-à-dire capables d'éviter les rechutes et d'équilibrer l'état psychique du sujet, ce qui lui permettra d'organiser son existence dans la durée. Ils sont surtout utilisés dans les troubles bipolaires et les dépressions récurrentes.

2. **Les psychothérapies.** — Le traitement psychothérapeutique est un des éléments essentiels du traitement des affections mentales de l'âgé. Il relève d'une méthode proprement psychologique, qui, à travers l'établissement d'une relation structurée et contractuelle entre le soigné et le soignant, cherche à modifier de manière durable les rapports de l'organisme humain à son milieu.

Bien qu'il soit malaisé de le justifier, son efficacité est rarement discutée. Son évaluation bute cependant sur la nature et la qualité de l'objectif thérapeutique adopté, la disparition du symptôme ou le remaniement profond des structures psychiques. Cette difficulté est alimentée par le reproche fait au psychothérapeute de traiter plus par ce qu'il est que par ce qu'il sait ou dit. Car l'intention mise dans l'application d'un traitement, quel qu'il soit, est un facteur essentiel de la réussite de la conduite soignante qu'elle initie.

Nous ne décrirons ici que les modes de traitement psychothérapeutique qui nous paraissent les plus utiles et les plus utilisés pour la population âgée. L'atout psychologique que représente la position du soignant dans la relation qu'il établit avec le patient et les effets placebo de la prescription médicamenteuse sont par ailleurs bien connus.

Il est nécessaire d'opposer deux aspects des psychothérapies, celui de l'*action psychothérapique* et celui de l'*acte psychothérapique*. Le premier est le sens que le soignant donne à son action thérapeutique. Il inclut toutes les conduites indirectes, qui servent à analyser et aménager autrement le réseau relationnel du patient. L'acte psychothérapique, quant à lui, est censé relever des versions les plus codifiées des psychothérapies. C'est à l'acte psychothérapique qu'est attribuée la quintessence du processus psychothérapeutique.

Les psychothérapies se différencient non seulement par leurs bases théoriques et leurs buts, mais aussi par les moyens qu'elles utilisent et leurs modalités d'application. Du seul point de vue des moyens, elles relèvent soit d'une technique individuelle soit d'une technique collective. Le traitement *individuel* fait appel aux échanges verbaux, au vécu corporel ou aux interactions du sujet et du milieu. Dans ce registre, se situent, pour l'âgé, la psychothérapie de soutien, la psychothérapie d'inspiration psychanalytique, la thérapie psychomotrice et la psychothérapie cognitive. Pour le traitement de groupe, il est fait surtout appel à la psychothérapie familiale et à la psychothérapie institutionnelle.

Historiquement, à part quelques essais isolés, l'introduction des divers modes de psychothérapies en psychiatrie gériatrique s'est faite à partir de la *psychothérapie institutionnelle* et de la *psychothérapie de soutien*. Elle devait tenir compte de la faible culture psychothérapeutique des âgés.

La *psychothérapie institutionnelle* se propose de tirer un sens thérapeutique de l'institution en tant que structure architecturale et fonctionnelle, intra- ou extrahospitalière, au service d'une action soignante. Elle est une psychothérapie *par* l'institution. Elle aurait manqué, en effet, de spécificité, si elle n'avait été que l'ensemble des psychothérapies conduites *dans* l'institution, qui n'étaient d'ailleurs que peu utilisées pour la personne âgée. On sait que la psychothérapie par l'institution est thérapeutique lorsqu'elle laisse continuellement la place à des interrogations, sait les susciter et les insérer dans la dynamique propre à l'institution. Elle ne l'est plus lorsqu'elle devient système.

Dans ce contexte, la *psychothérapie dite de soutien,* qui est la moins élaborée des psychothérapies verbales, a tenu un rôle complémentaire dans la mesure où elle permet d'accompagner le sujet souffrant dans la gestion de sa réalité quotidienne, dans ses traitements, dans ses activités et dans son mode de vie. L'idée est de faire passer le patient d'un état relativement subi

(« J'ai une maladie ») à une position active (« Je souffre, je suis mal et je m'occupe de moi avec des aides extérieures »). Tendant à obtenir la plus grande amélioration symptomatique, elle recourt à une certaine directivité, à la suggestion, à l'encouragement, à la dédramatisation, à la persuasion et au réconfort. Elle obtient ses meilleurs résultats dans les états réactionnels, anxieux et chez les sujets immatures ou psychiquement fragiles.

Mais on doit surtout aux *psychothérapies à médiation corporelle* la sensibilisation de l'âgé aux réelles approches psychothérapiques verbales. C'est par l'expérimentation d'un vécu corporel induit que s'effectue le changement psychologique attendu et qu'est préparé le passage possible à une psychothérapie verbale.

Des sensations corporelles oubliées peuvent être redécouvertes et des sensations corporelles nouvelles être recherchées par les *techniques de relaxation*. Elles portent habituellement sur la pesanteur, la décontraction musculaire, la chaleur, le rythme cardiaque, la respiration, la chaleur abdominale et la fraîcheur du front. Elles sont le plus souvent obtenues dans un état de désafférentation sensorielle et sociale momentanée. L'état hypnoïde produit par suggestion personnelle permet, au cours du *traitement autogène de H. J. Schultz*, l'actualisation dans le corps des conséquences de consignes ritualisées. C'est ainsi que, dans la *relaxation progressive de Jacobson,* la diminution de l'activité tonique de repos est jugée capable de réduire l'activité psychique et de faire prendre conscience au patient de l'implication des variations de tension musculaire dans des actions différentes. C'est ainsi encore que s'établit et se nuance, dans la *relaxation psychothérapeutique de J. de Ajuriaguerra*, un dialogue tonique, témoin de la relation à l'autre et interprète des liens affectifs qui s'y nouent.

Quant à la *thérapie psychomotrice proprement dite*, à laquelle appartiennent ces méthodes de relaxation, elle montre de plus que le corps, qui joue un rôle dans le mode d'intégration des affects, peut aussi être un vecteur psychothérapeutique à travers les variations contrôlées des attitudes, des gestes et des postures, expression de la vie émotionnelle de chaque individu. Elle prend en considération trois sphères corporelles en interaction, le corps senti, le corps ému et le corps dialogué. Le *corps senti* correspond au niveau afférentiel, celui de la mobilisation des perceptions, des sensations et de l'intégration de celles-ci au niveau sous-cortical et cortical. Il constitue le point de départ de la prise de conscience corporelle. Le *corps ému* qualifie l'état d'émotions ressenties sur le plan corporel et psychique. Le *corps dialogué* (*parlé*, *pensé* et *représenté*), décrit la capacité du sujet d'être en relation avec autrui ou avec lui-même, tant sur le plan non verbal que verbal et fantasmatique.

C'est, sous la forme d'une *psychothérapie d'inspiration psychanalytique* moins orthodoxe que la méthode originale, que s'est ensuite développée la psychothérapie analytique chez l'âgé.

Le modèle freudien se propose de mettre à jour la dynamique psychologique inconsciente du patient et s'oppose aux autres psychothérapies par l'importance donnée à l'interprétation d'un conflit inconscient né de la persistance dans la vie psychique de l'action de ce qui est refoulé et de la prégnance d'expériences précoces et de la sexualité infantile. Elle s'y oppose aussi par le rôle accordé, dans la résolution de ce conflit, à l'analyse du transfert, c'est-à-dire de la projection sur la personne du thérapeute de sentiments qui y sont liés.

La psychothérapie d'inspiration psychanalytique est plus courte et souvent centrée sur l'aspect le plus spécifique de la problématique soulevée, en limitant le transfert. Les objectifs, les moyens, la durée et le rythme des interventions, qui se passent en face à face, sont déterminés d'un commun accord entre le thérapeute et son patient. Cette psychothérapie s'adresse d'abord aux états névrotiques tardifs.

La *psychothérapie cognitive*, qui se définit comme une approche structurée, limitée dans le temps et centrée sur la manière de faire face aux difficultés de la réalité quotidienne, vise la prise de conscience et la modification de pensées dysfonctionnelles. Elle se révèle particulièrement efficace chez l'âgé, mais il est nécessaire que celui-ci ait un niveau verbal et d'adhésion au projet suffisant. Elle consiste à amener le patient à construire, à travers des règles précises, une nouvelle façon de percevoir la réalité et d'agir sur elle. Elle recourt à l'assignation de tâches graduées et à la résolution de problèmes. Elle contribue à l'identification des pensées automatiques et à l'élargissement des interprétations possibles. Il est demandé au patient de jouer un rôle très actif sur le modèle de celui du psychothérapeute. Cette psychothérapie tend à mieux intégrer la cognition, l'affectivité et l'action. Elle « revisite » même le passé, qui devient le lieu privilégié de l'exploration et de la compréhension du blocage psychique vécu par le patient. Elle prend en compte la manière dont les âgés traitent l'information et les événements de vie, auxquels ils sont si souvent soumis dans la vieillesse. Elle porte une attention particulière à la qualité instrumentale et opératoire de la cognition de l'âgé et aux représentations que le soignant et lui-même se font d'eux-mêmes, des autres, du vieillissement, de la vieillesse et du monde qui les entoure. Elle est tout à fait indiquée dans les états dépressifs et anxieux.

La *psychothérapie familiale* se caractérise par une approche qui concerne le patient et un ou plusieurs membres de sa famille. Elle a deux orientations principales, l'orientation systémique et celle du modèle dit « de croissance ».

La *psychothérapie systémique* postule que les relations, qui se créent dans le groupe familial, déterminent par le jeu d'ajustements permanents, l'apparition, chez un des individus qui le composent, de comportements, dont l'apparence le désigne sous le seul angle des rapports qui se sont instaurés ou s'instaurent entre ses membres. Elle permet de trouver à certains débordements la solution qui s'impose. Celle-ci ne se réfère pas à la causalité de la démarche médicale la plus traditionnelle. Elle est une critique de l'interprétation de contenus symptomatiques isolés de leur contexte et d'une catégorisation de conduites, non seulement arbitraires et contradictoires, mais encore imprégnées des valeurs personnelles du clinicien. C'est la découverte des règles de fonctionnement de l'organisation familiale, qui objective la qualité des communications qui y règnent et s'y entretiennent. Elle conduit à éclairer d'un jour spécial le comportement d'un de ses membres. C'est elle qui justifie les moyens de leur changement selon les besoins conjoints de chacun de ses membres.

Le *modèle dit « de croissance »* accorde à la famille un rôle particulier dans l'évolution individuelle, selon les étapes qui distinguent la vie du couple marié sans enfant, la famille avec des enfants d'âge préscolaire et scolaire ou avec des adolescents, celle concernée par le départ successif des enfants et celle dont les enfants se sont dispersés et qui est réduite au couple vieillissant. Les problèmes individuels sont, dans ce modèle, toujours situés par rapport à la période d'évolution de la famille et à la façon dont elle les négocie en fonction de sa constitution actuelle. La psychothérapie familiale s'emploie alors à assurer le progrès de chacun vers l'étape qui l'attend en favorisant les modifications comportementales et les échanges requis de chaque génération pour l'autre.

3. **L'agrypnie, la photothérapie, l'électronarcose et le pack.**

a) Issue de la constatation de l'effet bénéfique de circonstances qui ont empêché le patient dépressif de dormir, l'*agrypnie* (*privation totale ou partielle de sommeil*, en particulier de sa phase paradoxale) s'est révélée particulièrement efficace dans la mélancolie de l'âgé, qui montre spontanément une variation positive de l'humeur surtout vers le soir. L'effet est passager, mais semble se consolider dans 30 % des cas par la répétition de cette privation une à deux fois par semaine durant environ un mois. L'agrypnie, qui est généralement mieux supportée des patients que des sujets exempts de dépression, peut se pratiquer avec un seul patient ou en petit groupe. Combinée à l'usage d'antidépresseurs, elle raccourcit la latence d'action de ces derniers.

b) La *photothérapie* utilise l'action de la lumière surtout blanche sur la thymie. Le patient est placé environ deux heures par jour sans lunettes à un mètre d'une lampe de 2 500 lux située à hauteur de ses yeux, à n'importe quel moment de la journée et sans être obligé de regarder la lumière plus que deux à trois secondes par minute. Son indication majeure est la dépression saisonnière, dans laquelle le patient se sent fatigué, se plaint plutôt d'hypersomnie sans que son sommeil soit réparateur. L'effet est net dans cette forme. Il se manifeste après quatre à cinq jours d'exposition et persiste deux jours après son arrêt. Dans les autres formes de dépression, il est peu marqué.

c) L'*électronarcose* a remplacé la sismothérapie proposée par Cerletti. Elle consiste à provoquer, sous curare et en présence d'un anesthésiste réanimateur, à l'aide d'électrodes placées en face de chaque hémisphère cérébral dans les régions temporales ou sur un seul hémisphère, de préférence l'hémisphère mineur, une décharge électrique suffisante pour déterminer une perte de connaissance et une crise d'épilepsie généralisée, dont les manifestations tonico-cloniques sont quasi absentes. Elle comporte habituellement 6 à 8 séances à raison d'une tous les deux jours. Les personnes âgées mélancoliques ou atteintes de dépression résistante aux thymoleptiques, peuvent en bénéficier de manière spectaculaire. Les principales contre-indications sont le pacemaker, la myasthénie, l'épilepsie, certaines affections cardio-vasculaires, dont l'insuffisance cardiaque sévère, l'anévrysme de l'aorte, la coronopathie, la phlébite récente, ainsi que l'usage de réserpine, de clonidine ou de bêtabloquants.

d) Le *pack* utilise l'enveloppement humide et froid du corps comme moyen thérapeutique. Il nécessite un cadre thérapeutique bien défini (unité de lieu, permanence des soignants impliqués). Il se pratique habituellement dans un espace calme, protégé d'une lumière trop intense et d'interventions inopportunes. Des séances d'une durée d'une heure environ sont pratiquées soit quotidiennement soit à raison de deux à trois par semaine. Elles peuvent se répéter durant un à deux mois. La présence, l'attitude d'accompagnement, l'attention et la réceptivité des soignants aux réactions du patient à l'expérience ainsi vécue sont au point de départ de l'action thérapeutique recherchée. Le pack provoque, en effet, chez le soigné et les soignants une forte charge émotionnelle, qui sera soumise à une élaboration ultérieure. Il trouve son indication lorsque se manifeste un sentiment de dépersonnalisation et dans les états régressifs.

4. **L'approche thérapeutique des différentes professions de santé.** — Nous nous intéressons aux professions de santé, qui ont acquis, en psychiatrie gériatrique, une place et une compétence reconnues.

Le *psychogérontologue,* qui s'intéresse spécifiquement au fonctionnement psychique, fait par essence appel aux méthodes de traitement psychothérapeutique, que nous avons déjà évoquées. Pour y parvenir, il se propose de décrire, d'expliquer de manière scientifique et de tenter de comprendre le comportement de l'individu qui vieillit ou est vieux. Il peut ainsi contribuer, de manière spécifique, à le modifier si nécessaire et à faciliter l'adaptation environnementale, qui s'impose.

Le *thérapeute en psychomotricité* opère également par l'intermédiaire d'une méthode psychothérapeutique codifiée, qui vise le vécu corporel et qui inclut autant diverses formes de relaxation psychothérapeutique que des méthodes telles que l'eutonie de G. Alexander, la musicothérapie, la rythmique de E. Jaques-Dalcroze et la danse thérapie.

Le *logopédiste* intervient sur les troubles de la communication, en particulier de nature instrumentale, tels que sont le langage et la parole.

L'*ergothérapeute* se réfère aux concepts d'acte, d'action, d'activité et de tâche pour lire les perturbations comportementales du patient âgé et leur apporter une solution thérapeutique. Ceci est bien loin de la traditionnelle pratique occupationnelle, qui la caractérisait autrefois. Elle s'est complétée de *l'art-thérapie,* qui utilise l'expression plastique, comme mode d'approche et de traitement comportemental.

Le *physiothérapeute du comportement* vise d'abord l'application des techniques physiothérapeutiques du patient âgé atteint d'affection psychique. Il cherche ensuite à contrôler les comportements et conduites, pathologiques ou non, induits par ses techniques physiothérapeutiques et par lui-même. Il concourt enfin à l'approche de certaines affections psychiques par l'usage des méthodes physiothérapeutiques, qui mettent à profit l'exercice physique, le repos ou le massage et font appel par ailleurs aux agents physiques, tels que l'air, l'eau, la chaleur, le froid, la lumière, l'électricité, le climat et l'altitude.

Le *sociothérapeute* pointe, en psychiatrie gériatrique, les modalités de l'afférentation sociale de la personne âgée et ses conséquences sur la qualité de son intégration à sa communauté de vie. Il recrée les conditions de cette afférentation lorsqu'elle a disparu à cause des circonstances de vie du patient les plus diverses ou lorsqu'elle est insuffisante. Il les expérimente avec le patient lui-même en organisant ou réorganisant un réseau relationnel convenable.

Le *travailleur social* a la responsabilité de donner une réponse correcte aux difficultés que le patient peut rencontrer dans l'organisation matérielle de sa vie (paiements, gérance de biens, impôts, dettes, etc). Il le soutient dans ses démarches afin qu'il bénéficie des ressources, dont il a besoin pour vivre de manière acceptable. Ce faisant, il établit des liens avec l'âgé ou lui fournit les moyens de les établir. Il est à un endroit privilégié pour saisir dans leur réalité quotidienne les besoins psychologiques de l'âgé.

Pour son processus de soin psychiatrique, *l'infirmier(ère)* dispose de nombreux modèles théoriques, tels celui de V. Henderson centré sur les besoins fondamentaux de la personne âgée, de C. Roy, qui vise une stratégie de la promotion de l'adaptation du patient ou de H. E. Peplau, qui s'appuie sur l'interaction produite et développée avec l'individu pour favoriser une progression individuelle vers un objectif décelé ou souhaité.

II. — Modalités d'application de ces traitements chez le sujet âgé

1. **Particularités liées à l'âge.** — Les médicaments sont les mêmes que ceux utilisés en psychiatrie générale. Mais il faut tenir compte des particularités liées à l'âge, tant au niveau de la pathologie psychiatrique qu'à celui de la tolérance aux divers médicaments.

a) Les manifestations cliniques des troubles sont souvent autres que chez l'adulte jeune. En voici quelques exemples. Une schizophrénie qui évolue depuis longtemps tend à perdre ses éléments productifs (délire, hallucinations) et à laisser apparaître les aspects négatifs du trouble (passivité, isolement). Par contre, les délires tardifs peuvent avoir une riche sémiologie productive, en particulier lors de désafférentations. Les dépressions graves sont souvent davantage exprimées sur un plan somatique, voire présentent des signes neurologiques inquiétants. Un syndrome dépressif ou un délire de persécution peut correspondre à l'entrée dans un état démentiel. La sensibilité aux facteurs de changement dans les conditions de vie est augmentée : deuils, déménagement, bruits insolites, hospitalisation. Des décompensations ou des troubles nouveaux peuvent se manifester. Il faudra en tenir compte dans l'évaluation et le choix du traitement.

b) La cinétique et le métabolisme des médicaments ne sont pas les mêmes que chez le sujet jeune. Elles prolongent la demi-durée de vie de certains médicaments. La diminution du flux plasmatique rénal et de la filtration glomérulaire favorise la persistance d'autres médicaments dans l'organisme. La fonction hépatique, qui se modifie, peut être à l'origine d'une augmentation ou d'une diminution de la concentration sanguine des produits utilisés. L'élévation de la proportion de graisses dans l'organisme peut entraîner la rétention de médicaments liposolubles, tels que neuroleptiques et antidépresseurs. Enfin, un certain nombre de personnes sont des métabolisateurs lents au niveau hépatique, sans que le sujet ou le médecin le sachent, d'où des taux plasmatiques majorés et davantage d'effets secondaires.

c) Outre le fréquent manque de discipline thérapeutique, l'automédication de la population âgée, une tendance à la polypragmasie et la difficulté à maîtriser les conditionnements divers des médicaments utilisés, la présence habituelle d'affections somatiques associées, souvent multiples, entraîne souvent l'usage conjoint de plusieurs médicaments, qui peuvent interagir de manière croisée sur leurs mécanismes d'absorption, de résorption et de transport. Les interactions entre ces produits et les psychotropes à essayer d'abord à dose faible et en prenant la précaution d'informer explicitement le patient et son entourage, doivent donc être connues.

Ces données ont un certain nombre de conséquences pratiques pour le choix des médicaments. Toute prescription nécessite une anamnèse soigneuse, une évaluation somatique attentive et la connaissance précise des autres médicaments prescrits. Le bilan comprend un contrôle de la formule sanguine, des électrolytes, de la fonction hépato-rénale et un ECG.

d) Les antidépresseurs sont actuellement en première intention ceux de la nouvelle génération (moclobémide, fluoxétine, paroxétine, fluvoxamine, citalopram, sertraline, venlafaxine), en raison de leurs effets secondaires moindres. La présence fréquente d'autres substances pour des problèmes somatiques incite à choisir un produit à demi-vie peu longue et sans interactions au niveau hépatique. La posologie est plus basse que chez le sujet jeune, mais il faut savoir l'augmenter en cas d'effet clinique insuffisant. Il est ensuite loisible d'utiliser des antidépresseurs plus anciens (clomipramine, imipramine, amitryptiline, lofépramine), malgré les inconvénients secondaires. Il importe de continuer le traitement plusieurs mois après l'apparente disparition de la symptomatologie, sinon le risque de rechute est grand.

La prudence est de rigueur avec les anxiolytiques (bromazepam, lorazepam) et les somnifères (midazolam, triazolam) de la famille des benzodiazépines, mais il ne faut pas hésiter à les utiliser pour une durée déterminée (quatre semaines par exemple). Plus encore que la dépendance, le risque principal est celui de l'apparition d'état confusionnel, en particulier nocturne. Par ailleurs, ils favorisent les apnées du sommeil, susceptibles de perturber la fonction cardiaque et intellectuelle. Ils contribuent à désorganiser le rythme veille-sommeil, l'effet sédatif incitant le sujet à sommeiller la journée et moins dormir la nuit. Enfin, une myorelaxation trop marquée peut provoquer des chutes, avec un risque de fractures. L'insuffisance respiratoire est une contre-indication chez le sujet âgé.

Dans les états anxieux, l'alternative aux benzodiazépines est constituée par certains neuroleptiques sédatifs à faible dose (thioridazine, lévomépromazine, chlorprothixène, fluanisone), qui provoquent néanmoins des hypotensions orthostatiques et des états confusionnels, surtout s'il y a d'autres médicaments associés.

En ce qui concerne les insomnies, il est préférable d'utiliser pour les difficultés d'endormissement une benzodiazépine d'action courte (midazolam, triazolam) et une benzodiazépine d'action plus longue dans les éveils prématurés (flurazépam). Des somnifères non benzodiazépiniques (zolpidem, zoplicone) constituent actuellement la meilleure alternative aux produits précédents. Par ailleurs, l'hydrate de chloral, qui favorise aussi l'endormissement rapide, est d'un bon usage dans les troubles du sommeil des états démentiels.

Ceci ne doit pas faire oublier que les troubles du sommeil doivent toujours bénéficier d'une approche centrée sur l'hygiène de vie. Avec l'âge, le temps de sommeil peut diminuer et les éveils en cours de nuit être plus fréquents. L'anxiété vespérale et nocturne joue un rôle qui n'est pas négligeable dans la difficulté à maintenir le sommeil. Les réveils précoces ne sont pas rares. La mise en place d'un horaire précis de coucher et de lever, la suppression des siestes longues, la diminution du temps passé au lit la journée, ainsi qu'un programme d'activation diurne permettent souvent de diminuer l'emploi des somnifères et de régulariser le rythme veille-sommeil. Une légère anxiolyse le soir est susceptible également d'éviter le somnifère. L'emploi de moyens simples avant le coucher, tels que rituels d'endormissement, tisanes ou médicaments à base de plantes, se révèle souvent efficace.

L'action antipsychotique (délire, hallucinations, manie) des neuroleptiques (halopéridol, pimozide, mopérone, pipampérone, flupentixol, clopenthixol, penfluridol, risperidone) est utile en psychiatrie gériatrique. Ces médicaments se révèlent aussi efficaces, voire indispensables, pour dépasser les troubles du comportement des sujets âgés, en particulier dans les états démentiels. Ces troubles comportent volontiers de l'agitation psychomotrice, de l'agressivité, des gestes incontrôlés à l'égard de l'entourage. Ils correspondent à des tentatives d'adaptation comportementale face à des situations nouvelles ou non comprises par le sujet. Le neuroleptique sert à dépasser cette crise adaptative. Il doit permettre à l'entourage de trouver pour le patient un niveau de fonctionnement plus adéquat. Il faut être attentif à ses effets secondaires cardio-vasculaires et tensionnels ou extrapyramidaux. Les sujets âgés sont peut-être plus sensibles aux neuroleptiques que les adultes plus jeunes, d'autant que la demi-vie de ces neuroleptiques est relativement longue chez eux (quinze à trente heures). Enfin, l'emploi des anticholinergiques (bipéridène, procyclidine) comme correcteurs des effets dystoniques ou parkinsoniens, nécessite une grande prudence, en raison de la fréquence d'états confusionnels, en particulier nocturnes.

Le lithium comme stabilisateur de l'humeur sera poursuivi s'il s'est révélé efficace durant les années précédentes. Il sera introduit en cas de forme tardive de trouble bipolaire. Mais il nécessite une surveillance attentive de la fonction rénale et thyroïdienne. Son usage est contre-indiqué lors de l'administration concomitante d'un salidiurétique ou la prescription conjointe d'un régime sans sel. Il faut encore prendre garde aux risques de déshydratation, plus fréquente chez le sujet âgé, et au danger des interactions médicamenteuses, en particulier avec les anti-inflammatoires non stéroïdiens, qui sont souvent prescrits pour des problèmes somatiques et qui augmentent le taux sanguin de lithium. On admet que le taux plasmatique acceptable de lithium est plus bas que chez le sujet jeune (0,5 mmol/l). En cas de mauvaise tolérance ou d'échec du lithium, il est possible de recourir à des médicaments alternatifs (carbamazépine, valpromide).

Il n'existe pas de traitement médicamenteux étiologique des états démentiels. Divers produits sont proposés pour activer la circulation cérébrale ou augmenter l'apport en oxygène (vincamine, naftidrofuryl). Leur efficacité reste discutable, mais ils sont bien tolérés. Un inhibiteur central de la cholinestérase (tacrine) d'action très limitée a été récemment proposé dans les formes de début de la maladie d'Alzheimer. Il nécessite une surveillance médicale attentive, car, même s'ils sont réversibles, les effets secondaires sur la fonction hépatique sont importants.

Dans les conduites d'addiction alcoolique, le disulfirame et l'acamprosate peuvent aider à consolider l'abstinence.

2. **Utilisation des traitements selon la nature de la pathologie rencontrée.**

a) Il faut d'abord insister sur le travail à effectuer avec la famille et les proches de l'âgé. Ces derniers assument souvent la plus grande part des problèmes posés par le parent ou le couple parental.

La mise en place d'un autre lieu de vie que celui du milieu familial ou du domicile intervient après une durée variable selon les difficultés. En cas de crise, l'intervention au niveau de l'entourage doit être précoce, avant la rupture du réseau social et affectif du sujet et avant l'apparition d'une culpabilité et d'une agressivité qui se porteront aisément sur les soignants ou sur le nouveau milieu d'accueil.

Des entretiens permettent de comprendre ce qui se passe et de chercher ensemble des solutions. L'évocation de l'histoire de la famille et des crises antérieures, l'explication du trouble actuel, de ses symptômes et de ses conséquences sur la vie du sujet et de son entourage favorisent un dialogue utile. Les aspects thérapeutiques doivent être détaillés.

Ainsi, les décisions peuvent être élaborées d'un commun accord et rediscutées périodiquement. Dans cet échange, le sujet reste un partenaire à part entière, dont les choix doivent être respectés. Il faut donc dépassionner le fait que l'on va parler avec le sujet malade des symptômes du trouble et des sentiments réciproques provoqués par celui-ci.

b) Les troubles affectifs sont souvent sous-estimés ou acceptés avec une certaine résignation par l'entourage du sujet âgé, qui présente une dépression. Celle-ci est parfois plus difficile à mettre en évidence, car il est habituel de constater une intensité moindre des signes cliniques, une prévalence de plaintes somatiques ou un sentiment de dévalorisation et d'incapacité attribué au vieillissement. Par ailleurs, l'anxiété peut être au premier plan et induire un traitement par des benzodiazépines, dont les résultats seront peu satisfaisants.

Il faut donc chercher les signes pouvant déboucher sur le diagnostic le plus précis possible de l'état dépressif, car la thérapeutique spécifique est en général efficace. Elle consiste en l'usage d'antidépresseurs associés à une approche psychothérapique et à un cadrage momentanément nécessaire de l'organisation de la vie du patient. Il est impératif de prendre en compte de possibles troubles afférentiels sensoriels, moteurs ou sociaux, qui peuvent aggraver ou entretenir l'état dépressif. Il n'en reste pas moins qu'il existe encore des cas rebelles à toute thérapeutique sans que l'on en connaisse la raison exacte.

Il est utile de noter que des difficultés au niveau de la mémoire et de l'attention font partie du tableau clinique de la dépression et disparaissent avec elle. Dans certains cas, les modifications des fonctions instrumentales peuvent faire évoquer un début de démence. Elles se corrigent avec le traitement antidépresseur.

Mais la situation peut être plus complexe, puisqu'un syndrome dépressif peut constituer un mode d'entrée dans un état démentiel. Il devrait néanmoins être traité comme tel. La dépression peut également s'accompagner d'idées délirantes et d'hallucinations, qui peuvent nécessiter l'emploi complémentaire de neuroleptiques.

L'état régressif, selon sa nature, peut bénéficier de l'approche psychothérapeutique des états névrotiques ou de la technique du pack. De son côté, le syndrome de « glissement » devrait, dans un premier temps, être traité comme une dépression grave avec antidépresseurs, soutien psychologique et hydratation suffisante. Une approche de médecine dite « palliative » ne devrait pas intervenir en première intention. Il importe d'établir un dialogue avec le sujet et son entourage pour comprendre les mécanismes de ce comportement et de ses désirs.

La manie relève d'un traitement neuroleptique et les variations thymiques périodiques d'un stabilisateur de l'humeur. L'entourage doit être impliqué dans la mise en œuvre de ces traitements pour assurer une compliance médicamenteuse adéquate, prévenir les accès possibles, stopper les conduites intempestives du patient, qui risqueraient de nuire à ses biens, à ceux de ses proches, à sa situation familiale et professionnelle, prendre au juste moment les décisions qui s'imposent et préparer la réinsertion sociale.

Le suicide du vieillard comporte un risque majeur de réussite et il doit être pris très au sérieux. Les idées suicidaires nécessitent soit un entourage solide pour tenter de prévenir un passage à l'acte, soit une hospitalisation, qui, d'ailleurs, ne l'évite pas toujours. Une anxiolyse suffisante avec effet sédatif permet d'attendre le début d'action d'un antidépresseur, mais il faut rester très attentif jusqu'à ce que les idées négatives aient changé.

c) Lorsque les troubles délirants relèvent de la schizophrénie ou d'un délire chronique préexistant à l'âge avancé, le traitement neuroleptique et l'ensemble des mesures accompagnantes déjà instaurées doivent être poursuivis. Il importe d'être attentif au risque de réduction de la vie sociale et d'isolement.

En revanche, les délires d'apparition tardive posent des problèmes spécifiques. Les neuroleptiques, accompagnés d'une anxiolyse et d'une psychothérapie, sont utiles. Mais il est tout aussi important de maintenir ou de modifier le système relationnel du patient, dont la perturbation facilite l'apparition et la persistance de ces troubles délirants. Une relation thérapeutique suivie et durable contribue à éviter les troubles du comportement et l'implication de l'entourage en facilite la réalisation. L'état délirant survenant au cours d'une démence bénéficie des mêmes principes thérapeutiques.

d) Les troubles afférentiels, quelle que soit leur nature, constituent un champ d'action spécifique de la psychiatrie gériatrique. Ils impliquent, outre le recours aux prothèses possibles, en particulier visuelles et auditives, une coordination très précise de l'action des divers soignants. L'option est celle d'une afférentation optimale et d'un soutien psychologique durable du sujet et de son entourage. Il est souvent nécessaire d'obtenir une diminution suffisante de l'anxiété et une régulation du rythme veille-sommeil par le biais de médicaments et de présence « contenante ».

e) Il en va de même pour les états confusionnels et démentiels. Il n'existe pas de solution médicamenteuse standardisée et il faut trouver ce qui convient à chaque personne. L'organisation et le partage des soins constituent une réponse efficace dans la mesure où ils tiennent compte des changements comportementaux observés dans chaque situation. Il faut rappeler que le sujet atteint de démence exprime facilement sa souffrance au travers de troubles des conduites. Ceux-ci correspondent souvent à des tentatives d'adaptation comportementale face à une situation difficile, ce qui peut se révéler gênant pour l'entourage. Les médicaments sont utiles sur le plan symptomatique (neuroleptiques, anxiolytiques, somnifères) s'ils sont employés avec prudence en complément des autres modalités de traitement.

f) Les états anxieux et névrotiques sont traités par des médicaments anxiolytiques, avec les réserves d'usage quant aux benzodiazépines, et par une approche psychothérapique. Il importe de s'assurer de l'absence d'un syndrome dépressif associé et d'éliminer une pathologie organique responsable de certaines des manifestations observées.

g) Le traitement des conduites d'addiction observées dans l'âge avancé mérite d'abord la prise en compte des facteurs de risque, que constituent l'isolement, l'abandon, la pauvreté, l'affection physique, la charge d'un parent malade. Le sevrage en milieu hospitalier se fait habituellement sans problème. La recherche de la pathologie psychiatrique présente (agitation, dysphorie, confusion, délire, etc.), ainsi que l'analyse des difficultés psychologiques ou matérielles, dans lesquelles l'âgé se débat, conditionnent la conduite à tenir. La forme du traitement psychothérapeutique à envisager dépendra des objectifs prioritaires (soutien, travail en profondeur), qui seront retenus dans le cas particulier. Il faut savoir que l'usage du disulfirame et de l'acamprosate pour soutenir la tempérance se fait souvent au prix d'une déresponsabilisation nuisible à moyen terme. Il est enfin indispensable d'informer le patient sur les boissons alcoolisées, sur les conséquences physiques et psychiques de leur usage, sur la dépendance et l'abstinence, ainsi que sur les appuis thérapeutiques possibles dans la cité.

III. — La maîtrise de la conduite de soins en psychiatrie gériatrique. Le colloque d'orientation thérapeutique. L'emboîtement fonctionnel des disciplines soignantes (de la pluri- à la supradisciplinarité)

Chacune des professions soignantes déjà citées a ses concepts, ses objectifs et sa méthode. Chacune a des moyens diagnostiques, qui lui sont propres. La maladie est le concept de base du médecin. La santé est celui des autres professions, qui, ne travaillant plus comme autrefois dans le halo de la procédure médicale, ne sont plus paramédicales.

Toutes ces professions développent deux sortes de connaissances, l'une qui leur est propre et fonde leur particularité et l'autre qui est une connaissance à mettre à disposition de chacune des autres professions pour que soient connues, admises et respectées par chacune d'entre elles l'identité et la spécificité des autres. L'articulation des actions, qui en résultent dans la conduite de soins, est un des problèmes majeurs de la pratique de la psychiatrie gériatrique.

Deux modalités de colloques sont alors nécessaires. L'un est *propre à une profession donnée*, pour qu'elle puisse organiser les prestations, qu'elle offre, l'autre dit *d'orientation thérapeutique* réunit les seuls intervenants directs ou référents d'un patient considéré pour ajuster l'intervention de chacun d'entre eux à des moments différents de l'évolution du processus pathologique et de sa résolution, l'arrêter ou lui substituer d'autres modes d'intervention.

Dans ces circonstances, l'application des règles de la multi- (ou pluri-), de l'inter-, de l'intra-, de la trans-, et de la supradisciplinarité permet la meilleure maîtrise de la conduite de soins. Ces règles s'adressent autant aux domaines de la connaissance que de l'action. Plusieurs références idéologiques peuvent, en effet, orienter le traitement. Ainsi, elles peuvent être behavioriste, cognitiviste, systémique ou psychanalytique. Du point de vue de l'action, elles nuancent les différentes spécificités professionnelles.

Dans ce contexte, la *multi- (ou pluri-)disciplinarité* permet de multiplier les regards sur un même problème. Elle est source d'innovation. Elle offre des données variées, qui peuvent être utilement recoupées, tout en brisant les stéréotypes d'une pensée unique. Chaque profession et chaque professionnel les utilisent pour renouveler et enrichir son savoir propre. Elle n'est pas un modèle d'action à plusieurs. Si elle dirige une action de soins, les prestations des différents professionnels restent parallèles et leur ajustement aléatoire. Elle a pour devoir d'assurer le respect de l'identité et du développement de toutes les disciplines impliquées dans une tâche commune, ainsi que de celui de chaque corps professionnel, qui les prend pour référence. Elle ménage la spécificité en faisant jouer la juxtaposition.

L'*interdisciplinarité*, quant à elle, permet de combiner de manière rationnelle une action commune. Elle suppose le choix d'un coordinateur, qui suggère et reçoit l'information, qui décide des intervenants, du moment et de la fin de leurs interventions en fonction de l'évolution de l'affection et des résultats du traitement et qui réoriente constamment le projet de soins. Ce coordinateur est, en général, le plus expérimenté et celui qui sait faire accepter son autorité par les autres, par le patient et par son entourage sans blesser quiconque. L'interdisciplinarité est donc une situation, qui fait jouer, entre les disciplines et leurs usagers, le partage, la réciprocité, l'organisation et la décision. Elle crée le dialogue entre les soignants, harmonisé par l'un d'eux.

L'*intradisciplinarité* naît du rapprochement de deux disciplines à leurs frontières pour en faire émerger une autre, comme la neurolinguistique à partir de la neurologie et de la linguistique ou la biochimie à partir de la biologie et de la chimie. Elle explique certains mécanismes de la genèse des disciplines.

La *transdisciplinarité* n'est pas le fruit d'une transcendance de certaines disciplines pour en laisser apparaître une qui les recouvre toutes. C'est le lieu de réflexion et régulation d'un fonctionnement conjoint de plusieurs disciplines, qui, entre elles, s'organisent dans et par leur complétude, en sauvegardant leur identité. C'est là que, dans un système clos, se côtoient idéologies et identités professionnelles pour faire connaître, reconnaître et affiner à chacune leur spécificité et apprendre à respecter celle des autres. La transdisciplinarité autorise ainsi, par une interaction dans une structure fermée, le changement du niveau d'action générale de tous les intervenants. Elle pourrait soutenir et garantir le relais périodique des acquis d'une multi- et d'une interdisciplinarité en action.

La *supradisciplinarité* est la mise en œuvre de plusieurs disciplines sur un projet commun avec leurs expériences propres. Ainsi pourrait être abordé, de différents points de vue, un travail collectif sur la solitude ou la croyance.

Au total, ce fonctionnement s'organise autour d'une pluri-(multi-)disciplinarité d'approche et de découverte, d'une interdisciplinarité d'action, d'une interdisciplinarité de changement, d'une transdisciplinarité de réflexion et d'une supradisciplinarité de créativité.

BIBLIOGRAPHIE

Birren J. E., Sloane R. B., Cohen G. D. (eds), *Handbook of Mental Health and Aging,* San Diego, Academic Press Inc., 1992, 1 vol., 2e éd., 992 p.

Busse E. W., Blazer D. G. (eds), *Textbook of Geriatric Psychiatry*, Washington, American Psychiatric Press Inc., 1996, 1 vol., 2e éd., 502 p.

Chiu E., Ames D. (eds), *Functional Psychiatrie disorders of the elderly*, Cambridge, Cambridge University Press, 1994, 1 vol., 624 p.

Ferrey G., Le Goues G., *Psychopathologie du sujet âgé*, Masson, Paris, coll. « Abrégés », 1995, 1 vol., 3e éd., 240 p.

Jacoby R., Oppenheiner C. (eds), *Psychiatry in the Elderly*, Oxford, Oxford University Press, 1991, 1 vol., 992 p.

Pitt B., *Psychogeriatrics : an introduction to the Psychiatry of old age*, Edinburgh, Churchill Lingstone, 1982, 1 vol., 2e éd., 224 p.

TABLE DES MATIÈRES

Introduction 3

Chapitre I — **Objet et limites de la psychiatrie gériatrique** 6

I. La psychiatrie gériatrique (ou gérontopsychiatrie ou géropsychiatrie), 6 — II. Psychogériatrie, psychogérontologie et psychiatrie gérontologique, 8 — III. Psychiatrie gériatrique, gérontologie et gériatrie, 9.

Chapitre II — **De la méthodologie en psychiatrie gériatrique** 11

I. Généralités, 11 — II. Idées fausses en gérontologie et en psychiatrie gériatrique, 11 — III. Principes d'action en pychiatrie gériatrique, 14 — IV. La procédure proprement dite du psychiatre de l'âgé, 18.

Chapitre III — **Les troubles thymiques de l'âgé** 24

I. Remarques préliminaires, 24 — II. Les principales formes cliniques, 27 — III. Le suicide du vieillard, 39.

Chapitre IV — **Les délires tardifs** 42

I. Généralités, 42 — II. Les formes cliniques des délires tardifs, 43.

Chapitre V — **La pathologie afférentielle de l'âgé** 53

I. L'afférentation motrice, sensitive, sensorielle, opératoire, mnésique, verbale, affective et sociale, 53 — II. Aspects cliniques particuliers des troubles de l'afférentation, 55.

Chapitre VI — **Les états confusionnels et démentiels** 60

I. La confusion mentale, 60 — II. Les états démentiels, 64.

Chapitre VII — **Les états névrotiques et réactionnels** 81

I. Généralités, 81 — II. Le vieillissement des névroses ou les névroses vieillies, 82 — III. Les névroses actuelles, 87 — IV. Les conduites de régression, 89 — V. Remarques psychopathologiques, 89.

Chapitre VIII — **Alcoolisme et psychiatrie gériatrique** 91

Chapitre IX — **Les troubles psychiatriques associés à une affection organique autre que démentielle** 95

I. La symptomatologie psychiatrique comme première manifestation d'une affection somatique, 95 — II. Les affections somatiques en cause, 97.

Chapitre X — **Le traitement des affections mentales de l'âge** 101

I. Les instruments thérapeutiques à disposition, 102 — II. Modalités d'application de ces traitements chez le sujet âgé, 113 — III. La maîtrise de la conduite de soins en psychiatrie gériatrique. Le colloque d'orientation thérapeutique. L'emboîtement fonctionnel des disciplines soignantes (de la pluri- à la supradisciplinarité), 123.

Bibliographie 126

Imprimé en France
Imprimerie des Presses Universitaires de France
73, avenue Ronsard, 41100 Vendôme
Octobre 1997 — N° 43 784